U0102637

八卦耳疗

李慧 刘晓伟 主编

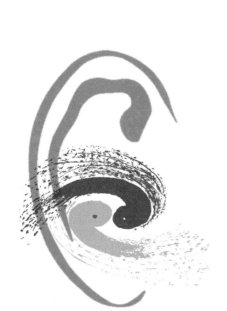

中国中医药出版社

·北京·

图书在版编目（CIP）数据

八卦耳疗 / 李慧，刘晓伟主编 . —北京：中国中

医药出版社，2021.1（2021.3 重印）

ISBN 978-7-5132-6502-7

Ⅰ . ①八… Ⅱ . ①李… ②刘… Ⅲ . ①耳—穴位疗法

Ⅳ . ① R245.9

中国版本图书馆 CIP 数据核字（2020）第 217265 号

中国中医药出版社出版

北京经济技术开发区科创十三街 31 号院二区 8 号楼

邮政编码　　100176

传真　010-64405721

山东临沂新华印刷物流集团有限责任公司印刷

各地新华书店经销

开本 710×1000　1/16　印张 9.5　字数 148 千字

2021 年 1 月第 1 版　2021 年 3 月第 2 次印刷

书号　ISBN 978 – 7 – 5132 – 6502 – 7

定价　79.00 元

网址　www.cptcm.com

社 长 热 线　010-64405720

购 书 热 线　010-89535836

维 权 打 假　010-64405753

微信服务号　zgzyycbs

微商城网址　https://kdt.im/LIdUGr

官 方 微 博　http://e.weibo.com/cptcm

天猫旗舰店网址　https://zgzyycbs.tmall.com

如有印装质量问题请与本社出版部联系（010-64405510）

余 序

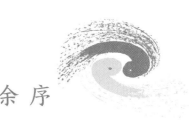

　　学中医之难，难在人之思维。大凡思维灵活，悟性较强之人，学习中医会如鱼得水。学习之人，如若遇到问题，能够一点即通，还能触类旁通，最终融会贯通，能达此，则医道有何难哉？

　　《易经》为群经之首，《易经》之意象思维正是学习中医的善巧方法，很多人弃之不用，实在可惜，能将已有的医学知识和《易经》意象思维结合起来，不仅化繁为简，还能为疑难杂症提供新的治疗思路。

　　李慧的八卦耳疗，在原有耳穴疗法的基础上完善而成，借用了易学思想，有创新，有提升，而且容易记，给学习者带来无限的想象空间，对诸多常见病有较好的疗效，值得学习。另外通过八卦耳疗，可以帮助我们进一步理解《易经》的智慧，借用《易经》智慧反过来又指导我们在其他中医领域的学习。

　　学医上道了，就不怕了，慢点也无妨，就怕永远都上不了道。

　　李慧的这本《八卦耳疗》，算得上是引领大家上道的书，值得学习。

　　出版之际，特此祝贺，以此为序！

余　浩

2020 年 3 月于任之堂

陈 序

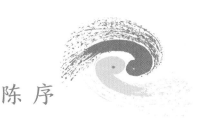

　　余秋雨先生曾在《中国文化必修课》里讲过，中国文化就像一个精精瘦瘦的老人，因为极简而长寿。的确，不论是"以通神明之德，以类万物之情"的《周易》八卦，还是"道生一，一生二，二生三，三生万物"的《道德经》，中国文化的删繁就简如同最精妙的定海神针，让人气定神闲，衍生无限可能。我们可以在仅仅五千字的《道德经》中读出文学，读出军事，读出管理，读出人生智慧，读出宇宙大观；我们也可以在传统的中国建筑模式或是现代的电子计算机设计上，看到八卦做出的突破性贡献。中国文化博大精深，可见一斑。

　　今日手捧李慧《八卦耳疗》一书，甚感欣慰。李慧者，郴州巾帼也，名如其人，聪慧有加。欣慰之一，其勤奋好学，传承创新，找到了自己专注的领域，将八卦理论与耳疗积极结合，开拓了八卦象思维与耳穴全息理论相结合的途径，给《周易》八卦的极简文化增添了极具个性的独特注脚。欣慰之二，其知行合一，注重实践，积极运用于临床，丰富了中医诊疗方法，发挥了中医简便廉效的特点，造福普罗大众。欣慰之三，其生逢盛世，同行者众，切磋琢磨，后生可畏。老朽厚忠，普通中医人，学识有限，不善言谈，今诚邀作序，乃凭真心，力荐后贤。愿更多年轻人平心静气，科学传承，积极创新，相信中国文化，做好中医担当。

陈厚忠

庚子年二月廿二于潭州

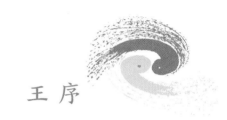

王 序

　　我与李慧老师相识是 2018 年 8 月，参加"最美的生命义诊队"，到青海藏区的果洛乡，深山中的格日则寺做义诊。有一天一个队友跟我说，李慧老师早上都在寺前的广场练五禽戏，她的五禽戏打得很好，可以早上跟她一起练。我听了很高兴，每天早上都准时到广场上报到练功，很喜欢李慧老师五禽戏的拳架，轻灵而优美。有个藏族同胞经常站在围墙外，饶有兴趣地看我们打拳，有时还会情不自禁地跟着摆动。

　　2018 年 11 月 10 日，广西扶绥的队友邀请李慧老师到她的工作室教反射疗法，我参加了学习。李慧老师师承反射疗法的前辈田洪镇老先生，那次课里李慧老师教我们足底反射疗法、小腿反射疗法、手掌反射疗法及耳穴反射疗法。这是第一次参加她的课程，觉得她口齿清晰，条理分明，理法与手法都吃得很透，因为这个课的因缘我们变得更熟络了。

　　2019 年的某天，李慧老师跟我说她学了脐针，考虑到有的人怕扎针，所以她正在研究用不同颜色的豆子替代针，贴在肚子的相应位置，看能否产生疗效。我很支持她的想法，希望她能取得更多的临床验证。没想到几个月后，她就把八卦脐针搬到耳朵上，把针改用王不留行子替代，操作起来更简便，接着把八卦扩充到六十四卦，这样的进展速度让我很惊讶。

　　2019 年的 10 月初，我与李慧老师又参加了"最美的生命义诊队"在云南少数民族地区的义诊，更有幸的是，我全程都坐在李慧老师的旁边，能就近亲睹学习李慧老师的诊疗过程。

每一个患者她都先望、闻、问、切，了解掌握患者的病证，然后在耳朵上布卦贴耳豆，接着帮患者按揉耳朵上的耳豆。痛证的患者她会要求活动痛处以配合她按揉耳豆，她会问患者是否症状改善了，让我吃惊的是患者的点头来得很快，她就是这样把患者的症状一一排除干净，让患者完全满意开心。最后她再给医嘱，并教患者帮自己按揉耳豆，患者总会心情愉快脚步轻盈地离去。

有一个三十几岁的抑郁症女患者，李慧老师先开导她解心结，再帮她贴耳豆及按揉，来时脸上毫无笑容，脸皮不知道被冻结多久了，离去时脸上的笑容很灿烂，让我很动容。在元阳义诊时，她帮一个八十几岁的哈尼族老太太诊治，最后我看到她扶着老太太走到楼梯旁以远离人群，我不知道发生了什么事，就跟着走过去探看，发现两人都哭了，找来翻译询问后，才了解老人身世坎坷，膝下无子女，经李慧老师的亲切诊治不禁悲从中来，感叹若有如是女儿不知该有多好，李慧老师当下就给老太太她所渴望的爱，认老太太为干娘，为云南的义诊添了一桩美事。

2019年的12月中，李慧老师应邀到潮州利乐根源中医研究院开讲"八卦耳疗进阶之六十四卦耳疗法"，我着实被这堂课所震撼。她把中医的脏腑经络、河图络书、《易经》六十四卦结合在一起，信息量很大，李慧老师演绎起来，如珠走盘顺溜溜，让人有目不暇接之叹。课堂中的操练单元让学员出列给出症状，另一批则根据陈述的症状在耳上布卦贴耳豆，然后按揉并讲出布卦的思路，最后李慧老师再给点评。让人惊讶的是，学员初学亦步亦趋也能获得很不错的疗效，这样进一步激发出学员更浓厚的学习兴趣。这个班学员的专注与认真让人印象深刻。

很高兴李慧老师再接再厉，把她发明实践验证的"八卦耳疗法"形诸文字出版成书，这门医术称得上"简、便、廉、效"，很值得推广，因而乐于为书作序，希望新冠肺炎疫情之后，此书再为中医大业加瓦添砖，是我华夏民族之幸。

"最美的生命义诊队"王铁国谨书
2020 年 3 月 19 日于广东潮州

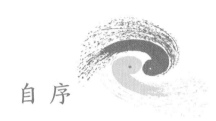

自序

　　提起《易经》八卦，大多人都会认为其高深莫测，晦涩难懂，故而以"玄学"著称。今日，我将其与传统耳穴结合，取其大道至简的"象思维"实践于临床，目的有二：第一，让《易经》里古人最原始、最精简的探索思维得以呈现出来，并让传统文化大道至简的理念深入人心；第二，让想学习中国传统医学的同修，脱离枯燥乏味，能"玩索而有得"。

　　传统文化总是共生共因的，将耳疗与八卦糅合在一起，并非我无中生有。我在湖南中医药大学中西医结合临床专业求学期间，有幸认识中国全息医学研究会常务理事长田洪镇教授，并成为他的学生，跟随他老人家学习并实践手、足、耳及第二掌骨侧的全息疗法。因为这段经历，让我对中国的传统疗法情有独钟，毕业后，一直从事中国传统疗法方面的工作和研究，尤其是耳疗。但是，在临床应用耳穴治疗的过程中我遇到了不少困惑：比如，全息理论需要记忆大量的全息点，而现在全息点不断增多，这是为何？比如，同一病症每个人的全息反应点都不尽相同，这又是为何？比如，许多新增的全息点单纯用全息理论无法诠释，明明是中焦的脏器却又在下焦或上焦出现了全息点，例如肝阳点、便秘点、卵巢、睾丸等。这些疑问困扰我多年。

　　我一路找寻答案，直到在九针庄园有幸碰到从美国回来的华侨冯宝兰老师，才心有所悟。她用脐针给学员们调理各种疾患，用针极为精简，运用的就是《易经》八卦理论，这让我眼前一亮，突然爆发出一个大胆的想法：将易学运用到耳疗上，精简传统的耳穴。正所谓"无处不太极，无处不全息"！说来真是受老天眷顾，正当我走在大胆尝试的探索之路中，偶然的一天，同行师姐在中医群分享了"干支耳位疗法"微课，让我这个大胆的想法得到了进一步验证。在此，特别感谢未曾谋面的高望老师！

接着，我将八卦的精髓"象思维"巧妙地运用在临床实践中，临床诊疗越加如鱼得水，游刃有余！如朱熹在《中庸》中说："善读者玩索而有得焉，则终身用之，有不能尽者矣。"我在易医天马行空的思维里，遨游着，享受着，收获着……终于，我得到启发而拨开迷雾，原来不是耳穴全息理论出了问题，只是它不够完整，加上《易经》的八卦全息才是更完整的诠释，八卦耳疗由此而生。八卦耳疗可以将原有的几百个全息点简化为八块区域，更容易让普罗大众理解、掌握和运用，延续古人智慧，传承耳疗精髓！

在参加星光志愿者协会的"最美的生命义诊队"活动时，我试着以八卦耳疗为主要诊治手段，不但加快了诊疗速度，而且大大提升了疗效，获得了患者与同行的好评。几位医学前辈知悉后，认为我的八卦耳疗"因卦诊断""按卦施治""按卦补泻"，非常契合易医精神，纷纷点赞，恭喜我无意中开创了一种新型的简、便、廉、效的中医疗法，并建议我整理出书方便应用与推广，泽及世人。

后学才疏学浅，理论定有诸多不到之处，敬请各路专家同行不吝赐教，多多指正为谢！同时也感谢给予我巨大帮助的余浩老师、刘晓伟老师、陈厚忠老师、王铁国前辈、田洪镇教授、任栗瑶老师、陈丽因师姐、范静师姐，以及所有的义诊队友们。

祝愿天下所有的朋友耳聪目明，健康，快乐，吉祥！

李　慧

己亥年十月于湖南郴州

目 录

第一章 耳朵的奥秘

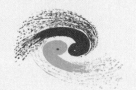

　　耳朵是人体不可或缺的重要器官，具有辨别振动的功能，能将振动发出的声音转换成神经信号，然后传给大脑。古人认为，耳朵的形状和颜色与人的聪慧、体质等先天禀赋有关，因此将耳称之为"采听官"。从耳朵的大小和位置，可以推断一个人的性格和行动力。好的耳相要耳高约与眉齐，气泽明亮润白，轮廓完整，贴脑敦厚，耳门宽大，其人大多身体健康，聪明伶俐，性情开朗。但如果耳朵生得轮飞廓反、尖小薄窄，则刚好相反。

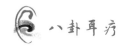

一、耳朵大的人长寿

首都医科大学教授、国家级名老中医王鸿谟曾经提出，人体一共有 28 个长寿特征，其中，最容易看出来的就是耳朵！王鸿谟教授曾经做过研究，调查发现，寿命越长的老人，耳朵就越长：耳朵的长度超过 7.1 厘米的人大多能够活过 80 岁；耳朵的长度超过 7.4 厘米的人大多能活过 90 岁；而超过 90 岁达到 100 岁的老人，耳朵的长度基本都接近 9 厘米。

还有研究发现，长寿之人的第二个特征就是耳垂大。一般成年人耳垂长度为 1～2.5 厘米，而长寿老人的耳垂长度至少在 1.8 厘米以上，且厚软肥大。

二、从耳朵看疾病

在中医的面诊之中，耳朵也是观察的重点对象，那么从耳朵能看出什么来呢？

1. 耳朵红肿，多是实证、热证；耳部见点状、片状或线条状鲜红色改变，常见于新病、急性病；耳部见暗红色改变常见于痛证、慢性病。

2. 耳朵淡白，多是虚证、寒证，常见于风寒感冒或阳气不足、气血亏虚之人。

3. 耳朵局部血管过于充盈、扩张，见青紫色改变，常见于血瘀证、寒证、疼痛性疾病。

4. 耳朵局部有点状或片状凸起，常见于实证、炎症、增生、息肉、肌瘤或结石等；局部见点状或片状凹陷，常见于虚证、脏腑组织器官缺损等。

5. 耳垂见褶皱或凹陷改变，常见于心脑血管疾病、心气虚或耳鸣、耳聋、记忆力减退、失眠等病症患者。

6. 耳朵局部见脱屑改变，常见于各种皮肤疾病患者。

7. 耳朵局部见灰褐色凸起、无光泽、不平滑的改变，常见于恶性肿瘤患者。

8.耳朵薄而小，僵硬，肉少骨多，耳垂薄，常见于肾气亏虚、先天不足之人。

9.耳朵厚而大，柔软，肉多骨少，耳垂饱满，常见于肾气充足、先天禀赋好之人。

三、耳为宗脉之所聚

在五官中，耳朵最不抢眼，但由于它是十二经脉皆通过的地方，在此处只要稍做文章，养生便有施小见大的功效。

耳朵上的穴位很多，《灵枢·邪气脏腑病形》记载："十二经脉，三百六十五络，其血气皆上于面而走空窍。"《灵枢·口问》记载："耳者，宗脉之所聚也。"

根据全息理论，人体各部位在耳朵上的分布就像一个倒置的胎儿，人体各器官组织在耳郭上都有相应的刺激点，因此，经常按摩耳部能疏通经络，运行气血，调理脏腑。

四、耳根圆通

"耳根圆通法"，又称观音耳根圆通法，乃是一种佛教修行法门。耳根就是耳朵，圆是圆满无碍，通是通达无碍。耳根圆通是耳根清静，心无挂碍，是和听力有关的法门。不管听到什么妙音，还是恶音，心都是平和的，由耳根都摄六根。

第一章 耳疗的起源与发展

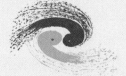

通过耳朵治病在中国有悠久的历史，历代中医圣贤和经典医籍都有关于耳疗方面的论述。耳疗就是通过耳朵来诊断、治疗、预防疾病及保健的一种疗法，属于中国古老的针灸学的重要组成部分。因其操作简便，疗效持久，无毒副作用，易被患者接受，故在医疗实践中被普遍采用，其中耳豆、耳针和耳灸是比较普及的诊疗手段。学习和继承先辈的智慧，再融汇当代创新技术，八卦耳疗就是在这样的情况下诞生的。

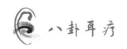

一、耳疗的起源

最早关于耳穴的记载见于湖南长沙马王堆汉墓出土的帛书《足臂十一脉灸经》和《阴阳十一脉灸经》。《黄帝内经》中至少有 30 多处提到耳针治病的经验和理论。散在历代医学著作中和民间流传的耳诊耳疗的经验也很丰富，历代有文献记载的耳穴就有窗笼、耳中、耳尖、珠顶、郁中、耳背穴等。

1. 先秦时期

《素问·金匮真言论》曰："南方赤色，入通于心，开窍于耳，藏精于心，故病在五脏。"《灵枢·五阅五使》曰："耳者，肾之官也。"《灵枢·脉度》曰："肾气通于耳，肾和则耳能闻五音矣。"《灵枢·本脏》曰："高耳者肾高，耳后陷者肾下。耳坚者肾坚，耳薄不坚者肾脆。"《灵枢·口问》曰："耳者，宗脉之所聚也。"

2. 晋唐宋时期

晋代葛洪《肘后备急方》卷一云："救猝死而目闭者，骑牛临面，捣薤汁，灌之耳中，吹皂荚鼻中，立效。"又云："以葱叶刺耳，耳中、鼻中血出者，莫怪，无血难治。"唐代孙思邈《千金方》说："心气通于舌，非窍也，其通于窍者，寄见于耳，荣华于耳。"宋代杨士瀛《医脉真经》说："十二经脉，上终于耳，其阴阳诸经，适有交并。"

3. 元明清时期

元代罗天益《卫生宝鉴》记载："夫耳者，宗脉之所聚，肾气之所通，足少阴之经也"，灸"耳后青丝脉"，可治"小儿惊痫"。明代杨继洲《针灸大成》记载："耳尖穴在耳轮上，卷耳取尖上是穴，治疗眼生翳膜""灸耳尖……治眼生翳膜，用小艾炷五壮"。明代王肯堂《证治准绳》说："凡耳轮红润者生，或黄或黑或青而枯燥者死，薄而白、薄而黑者皆为肾败。"清代沈金鳌《杂病源流犀烛》说："肺主气，一身之气贯于耳。"清代末《厘正按摩要术》在汇集前人经验基础上，阐明了耳背与五脏的关系，指出"耳珠属肾，耳叶属脾，耳上轮属心，耳皮肉属肺，耳背玉楼属肝"的生理联系。

4. 近现代时期

20世纪50年代法国外科医师 P. Nogier 提出的包括42穴的形如倒置胎儿分布的耳穴图促成了耳针的系统化，并激发了中国医生、学者研究耳针的热情，使耳针很快成为全国城乡普及针灸的内容之一。

1970年，广州部队后勤部绘制的《耳针穴位挂图》集耳穴107个。1974年上海中医学院编著《针灸学》集耳穴154个。2017年黄丽春著的《耳穴治疗学》中，收载常用耳穴201个，耳前165个，耳背36个。

二、耳疗的继承与发展

耳穴诊治源于中国，这种疗法，历经两千多年漫长的实践过程，积累了宝贵的经验，为现代耳穴诊断和治疗方法的发展以及耳穴诊疗学体系的形成打下了坚实的基础。

随着耳穴研究的深入，耳穴诊治法广泛应用于临床实践中。在耳穴诊断方面，除望耳法、压痛法外，还出现耳穴电测法、耳穴触摸法、耳穴压痕法，在此基础上有学者提出了耳穴综合系列诊断法，即一视、二触、三测听、四辨证。在耳穴治疗方面，用耳穴治疗的病种达200种，这些病症涉及内、外、妇、儿、五官、骨伤科。耳穴疗法不仅能够治疗功能性疾病，而且可以治疗器质性疾病，以及病毒、细菌、寄生虫等所致的疾病，并用于防病、美容、保健、抗衰老、戒烟、戒酒、戒毒等。用于防治疾病的耳穴刺激方法，有毫针法、埋针法、耳电针法、耳放血法、耳梅花针法、耳按摩法、耳穴割治法、耳穴药物注射法、耳灸法、耳夹法、耳穴压丸法等20余种，目前最常用的是耳穴贴压法、耳尖放血法、耳穴按摩法、耳针法。20世纪80年代末耳针疗法正式更名为耳穴疗法。

依据中西方较有代表性的经络学说、全息理论、神经学说、反射学说等，"耳穴医疗"体系逐步形成和发展，成为中西医结合医学的重要研究内容之一。现代科学研究表明，耳与脏腑器官在生理上密切联系，不仅存在着相关性，而且具有相对特异性，这为耳穴法诊治疾病提供了客观依据。

耳穴疗法目前存在以下问题：

1. 耳穴的命名方式一般可以分为以下3类：一是按脏器解剖名称定名；二

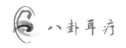

是按生理功能定名；三是按耳郭解剖名称定名。不少耳穴的名称与定位既包含了中医藏象的理论，又包含了西医解剖的理论。

2.耳穴的位置分布很多都与"倒置胎儿"的规律不相符，但是临床确有疗效，这些穴位为何如此分布，有待深入研究。

应当指出的是，本书当中将要分享的八卦耳疗并不是中西医结合的产物，而是真正属于我们中华民族的智慧结晶。八卦耳疗通过《易经》八卦理论可以轻而易举地解决耳穴名称的不统一性和耳穴分布的不规律性，同时可以通过《易经》的"象思维"从不同的角度诊治，提高疗效和精简施术部位，减少患者痛苦。

第三章 耳郭解剖生理

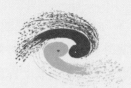

要掌握八卦耳疗，必须熟悉耳朵的结构，尤其是耳郭解剖。耳郭以弹性软骨为支架，外面被覆皮肤而构成。皮下组织很少，但血管神经丰富。耳郭凸面向后，凹面朝向前外。

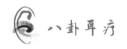

一、耳朵的结构与功能

1. 耳郭

耳郭的外面有一个大孔，叫外耳门，与外耳道相接。耳郭呈漏斗状，有收集外来声波的作用。它的大部分由位于皮下的弹性软骨作支架，下方的小部分皮下只含有结缔组织和脂肪，这部分叫耳垂。耳郭在临床应用中是耳穴治疗和耳针麻醉的部位，而耳垂还常作为临床采血的部位。

2. 外耳道

外耳道是一条自外耳门至鼓膜的弯曲管道，长约 2.5～3.5cm，其皮肤由耳郭延续而来。靠外面三分之一的外耳道壁由软骨组成，内三分之二的外耳道壁由骨质构成。软骨部分的皮肤上有耳毛、皮脂腺和耵聍腺。

3. 鼓膜

鼓膜为半透明的薄膜，呈浅漏斗状，凹面向外，边缘固定在骨上。外耳道与中耳以它为界。经过外耳道传来的声波，能引起鼓膜的振动。

4. 鼓室

鼓室位于鼓膜和内耳之间，是一个含有气体的小腔。鼓室是中耳的主要组成部分，里面有三块听小骨：锤骨、砧骨和镫骨。镫骨的底板附着在内耳的前庭窗上。三块听小骨之间由韧带和关节衔接，组成听骨链。鼓膜的振动可以通过听骨链传到前庭窗，引起内耳里淋巴的振动。

5. 内耳

内耳包括前庭、半规管和耳蜗三部分，由结构复杂的弯曲管道组成，所以又叫迷路。迷路里充满了淋巴，前庭和半规管是位觉感受器的所在处，与身体的平衡有关。前庭可以感受头部位置的变化和直线运动时速度的变化，半规管可以感受头部的旋转变速运动，这些感受到的刺激反映到中枢以后，就引起一系列反射来维持身体的平衡。当外界声音由耳郭收集以后，从外耳道传到鼓膜，引起鼓膜的振动。鼓膜振动的频率和声波的振动幅度完全一致。声音越响，鼓膜的振动幅度也越大。

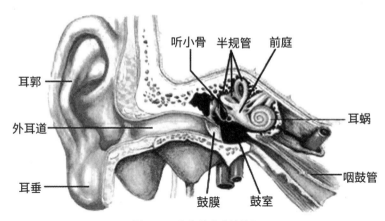

图3-1 耳朵结构解剖图

二、耳郭表面解剖名称

耳郭以弹性软骨为支架，外面被覆皮肤而构成。皮下组织很少，但血管神经丰富。下方耳垂部分无软骨，仅含结缔组织和脂肪。

1.耳轮

耳郭最外圈的卷曲部分（包括耳轮脚和耳轮结节）。

耳轮脚：耳轮深入到耳甲腔内的横行突起部，耳轮脚相当于横膈。

耳轮结节：耳轮上方稍突起处。

2.对耳轮

与耳轮相对的隆起部分（包括对耳轮体、对耳轮上脚、对耳轮下脚）。对耳轮体相当于脊柱及躯干，包含有颈椎、胸椎、腰骶椎及胸、腹等信息点。

对耳轮上脚：对耳轮向上分叉的上支。相当于下肢，包含有髋、膝、踝、跟、趾等信息点。

对耳轮下脚：对耳轮向下分叉的下支。相当于臀部，包含有臀、坐骨神经等信息点。

3.三角窝

对耳轮上下脚之间构成的三角形凹窝。相当于盆腔，包含有盆腔、内生殖器等信息点。

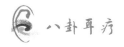
4. 耳舟

对耳轮和耳轮之间的凹沟。相当于上肢，包含有锁骨、肩、肘、腕、指等信息点。

5. 耳屏

耳郭前面的瓣状突起处，又称耳珠。相当于咽喉，包含有内鼻、外鼻、咽喉、肾上腺等信息点。

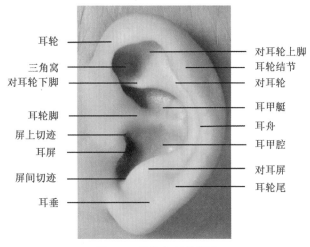

图3-2　耳郭表面解剖图

6. 屏上切迹

耳屏上缘和耳轮脚之间的凹陷，屏上切迹相当于外耳。

7. 对耳屏

与耳屏相对的隆起处。对耳屏相当于头部，包含有皮质下、额、颞、枕等信息点。

8. 屏间切迹

耳屏与对耳屏之间的凹陷，屏间切迹相当于内分泌。

9. 耳垂

耳郭下部，无软骨的皮垂。耳垂相当于面部，包含有牙、舌、颌、眼、内耳、面颊、扁桃体等信息点。

10. 耳甲艇

耳轮脚以上的耳甲部分。耳甲艇相当于腹部，包含有肾、输尿管、膀胱、胰、肝等信息点。

11. 耳甲腔

耳轮脚以下的耳甲部分。耳甲腔相当于胸部，包含有心、肺、气管等信息点。（耳轮脚周围相当于消化道，包含有口、食道、胃、十二指肠、小肠、大肠等信息点。）

12. 耳轮尾

耳轮下缘与耳垂交界处。

第四章

八卦耳疗的成形

在学习耳全息疗法过程中，我发现在耳朵这方寸之间有着几百个耳穴，并且许多穴位分布没有规律；其次穴与穴之间难以准确辨识，配穴组方难度大，治疗时一般是靠死记硬背掌握固定的几个组穴方法，很难做到活学活用。导致这一现象的主要原因是缺乏全面而又统一的耳全息理论，缺乏同病异治、异病同治的中医理论指导。八卦耳疗将易医学的理论植入到耳全息疗法之中，只需要记忆耳朵的八个卦位及其功能，就能根据理论进行组穴和配伍，其运用可以非常灵活，疗效也更佳。可以说八卦耳疗的诞生来源于一个耳全息学习和使用者的自我怀疑和探索过程。

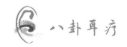

在 20 世纪 60 年代，中国的耳穴已经发展到了近 100 个。1970 年，广州部队后勤部绘制的《耳针穴位挂图》中收载耳穴 107 个；1971 年，中国科学院动物研究所编著的《耳针疗法》一书收载耳穴 112 个；1972 年，王忠等著的《耳针》一书收载耳穴 131 个；1974 年，上海中医学院编著的《针灸学》收载耳穴 154 个；1979 年，郝金凯编著的《针灸经外奇穴图谱》中收载耳穴 199 个。耳朵上的穴位还在不断增加，1972 年江苏新医院及该学院第二附属医院编著的《耳穴的来源发展、临床应用及作用原理的初步探讨》一书中说："仅据 65 份文献及不完全统计，耳穴至少已有 284 个名称并有记载，若只要在定位上有差异就算一个点，则已经有 700 多个点。"黄丽春著的《耳穴治疗学》中常用穴位约有 200 个。

那么，我斗胆试问，我们的耳穴如果再经过 100 年的发展，会增加到多少个点？况且，很多的耳穴反应点单纯用全息理论根本就解释不通，不能简单地用"存在即合理"来解释。

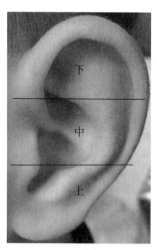

图4-1 耳朵与人体对应分布图

如果我们把耳朵简单分成与人体相对应的上、中、下三部分（耳朵似倒置的人体），查阅现代全息耳穴图，你会发现一些原本应归属于上部的全息点却新增在下部了（降压点、神门等），原本应归属于下部的全息点却新增在上部了（卵巢、睾丸等），原本应归属于中部的全息点却在下部出现了（便秘点、肝阳点等）。这些新增的全息点从何而来？为什么会分布在此？为什么眼睛的全息点除了耳垂中央的眼点，还有目1、目2？为什么临床中查找的阳性全息点往往与标准的分布点存在差异？为什么明明是这个脏器的问题，在临床却发现对应的全息点没有阳性反应？而且对于一些周身不适的患者，按照现代全息理论，需要治疗的点位比较多，对于患者来说，也感到不适。

　　多年的耳穴临床，我对现行耳穴存在的疑问越来越多。当有幸接触到《易经》八卦理论时，发现《易经·系辞传》中提出的"太极生两仪，两仪生四象，四象生八卦"这种宇宙万物的化生模式，与胚胎的细胞分裂过程十分相似，同时揭示了万物由简单到复杂的演变过程。所谓"无处不太极，无处不全息"，由此可推理，耳朵上同样适用于《易经》八卦理论，只是我们需要把复杂的现代全息向前倒推，回归几千年前的《易经》八卦全息，使其返璞归真。也许有人会质疑，这不是科学的倒退么？可事实真是如此吗？记得《S中医发蒙》的作者韦刃老师就曾说过："疾病本不复杂，是人为地复杂化了。"中医辨证，察色按脉，先别阴阳，是从整体论治，而不是头痛医头、脚痛医脚，人为地细分化。《易经》八卦，简单八个卦，却包罗万象，无所不周。这正是中国医学的精髓所在，若弃之不用，实为可惜！自古以来，先人们就指明"不学易不可为将相，不学易不能言大医"！那运用假设法，首先假设《易经》八卦适用于耳穴治疗，根据耳朵似一个倒置胎儿象的分布，将八个卦位平均分布在耳朵上，每一块区域大致45°，每一个卦位的信息包含了其代表的内八卦、外八卦、洛书全息，以及与其相对应的表里经、同名经、别通经关系等。大胆假设之后，就是小心求证。经过一段时间的临床实践，我惊奇地发现，上述的重重疑问居然在《易经》八卦的理论之下迎刃而解！而且一个卦位包含了45°的一片区域而不是一个点，这片区域就衍含了大量信息，其运用之广，应用之灵活是现代全息理论所不能比拟的！《易经》曰："法象莫大乎天地，变通莫大乎四时，悬象著明莫大乎日月"；《黄帝内经》云："人以天地之气生，四时之法成"，"人与天地相参也，与日月相应也"。"天人相应""以天验人"是中医学重要的方法论原则。这一思想贯穿到人体的生理病理、病因病机、辨证施治及养生学当中，构成了中医方法论的一个重要特色。

　　我通过临床不断实践，不断验证，不断总结，不断改进，最终成形了耳八

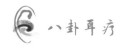

卦的区域划分以及六十四卦的组合运用。与其说我创造了八卦耳疗，倒不如说是我发现了八卦与耳疗之间的秘密联系，这只是人体的一个小秘密而已，人体是一个小宇宙，也是一个小太极，耳朵亦是如此。让耳疗回归易医本质，大道至简。

　　八卦耳疗最大的亮点就是只需记住八个卦的方位和衍生的寓意，就能按照"易医思维"灵活进行操作。如：落枕患者，往往不是一条经络的问题，没有基础的施术者难以分清经络的界限，用易医的思维，落枕就是肌肉和筋腱的问题，我们可以直接运用坤位（主肌肉）、震位（主筋）再加上离位（取火温之）即可，简单明了，大道至简。施术的点也只需在相应卦位45°的区域范围内查找异常点，因人而异，无须画条条框框来固定，适用于广大学习者使用及推广。

　　那么，接下来，就由我作为引路人，带领大家进入八卦耳疗的奇妙殿堂……

第五章

易医学基础

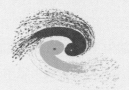

　　八卦耳疗的特点是简、便、廉、效。它既不同于现代的全息耳疗，又不拘泥于传统的耳疗技术，它将《易经》大道至简的思维融于耳疗当中，是《易经》与耳疗的完美结合。《易经》深厚的文化底蕴为八卦耳疗的诞生提供了有力的理论依据。医易相通，妙理始生。所以，在学习八卦耳疗之前，对《易经》理论和易医学做一些简单的了解，对全面了解八卦耳疗的内涵会有所裨益。

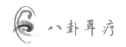
一、何为易医学

易医学是将易医思维应用于临床实践中，为人类解灾治病的学科，也就是以太极思维、象形思维为主，逻辑思维为辅，以《易经》的阴阳八卦的形式分析疾病的原因与归属，采用归纳和推演的多重手段，通过象理与数理的全息定律，使人体自我生态与天地大环境的生态达到平衡统一，对疾病进行整体辨证论治的学科。

药王孙思邈有言："不知易，不足以言大医"，由此可看出易与医很早就已相通相融、同源同理。据北京中医药大学著名易医专家张其成教授的观点，"易医"是以易学为主干，以医学为载体，以儒道佛为支撑，以阴阳中和为核心理念和价值观，以取象运数为思维方式，以修心健体治未病、医人济世救苍生为终极目标的一种医学流派。这种"易医"思想，与当代医学所提倡的生物－心理－社会模式、注重人文关怀、让医学回归到以"人"自身为中心、强调整体整合以最终实现"精准"的思想，是完全一致的。从这个角度说，"易医"应该是超越了狭义"医"的概念，是一种以苍生为念、兼收并蓄、与时俱进的"大医学"。中医学也是一种"大医学"，比如整体观，认为人体是不可分割的有机体，人和自然也是有机的统一体；平衡观，强调人体本身、人体内外环境的平衡与协调；重视治未病，重视发挥人的主观能动性；辨证论治、动态平衡和复方治疗、个体化治疗等，这些思想其实已经超越了狭义的"医"，是一种"大医学"。

易与医在"大"上有着高度的契合。从《周易》的"大人"到中医药学的"大医"，思想高度、思维方式是高度一致的。《周易》里描述的"大人"是："与天地合其德，与日月合其明，与四时合其序，与鬼神合其吉凶"，是与天地、日月、四时、鬼神相合的一种有大胸襟、大能力的人。《素问·上古天真论》也讲"提挈天地，把握阴阳"，"和于阴阳，调于四时"，"处天地之和，从八风之理"，"法则天地，象似日月，辨列星辰"，即与天地、日月、四时、鬼神相合。《周易》是教人学为"大人"，中医药学教育医生学做"大医"，其根本精神上是一致的，都强调与天地阴阳、时序空间的合一与和谐。这种合一、和谐体现在医者身上就是一种"大"的风貌。

作为当代"易医"，当为守正创新之医。当代易医学派站在生命哲学的立场，观照生命的终极问题、健康问题，是深层次地用易学来建构医学，主张从整体考虑天、地、人，坚持阴阳中和的价值观，主张将不平衡调和为平衡，激活人体内在的抗病能力和免疫能力，以使生命体自主朝向平和健康而展开生命历程。

二、《易经》的基本概念

《易经》是中国传统文化的开山之作，是中华文化最古老的典籍之一，是中国古代最重要的哲学著作之一，它凝结着远古先民的大智慧，先人早就指明"不学易不可为将相，不学易不能言大医"。故《易经》被称为"天下第一经"。

《易经》认为人与天地是相应的，人体功能活动、病理变化受自然界气候变化、时辰等影响而呈现一定的规律。根据这种规律，选择适当卦象来治疗疾病，可以获得较佳疗效，因此提出"因卦诊断""按卦施治""按卦补泻"等。八卦耳疗就是辨证循卦、按卦取卦的一种具体操作方法。

相传秦朝焚书坑儒之时，李斯将《易经》列入医术占卜之书而得以幸免，之后历朝历代都有人研究《易经》。孔子之前，《易经》一直被认为是巫术卜筮之书，主要用作预测，《易传》的出现，才使人们更多地从《易经》的义理面来解读它。自此《易经》研究大致分为两种学派：象数派和义理派，象数派注重从八卦所象征的物象来解释卦爻、卦象和卦辞、爻辞，以此来预测事物的变化过程，而义理派则强调从八卦和六十四卦的卦名内涵来解释爻象和卦辞、爻辞，以其理作为入世生活的指导措施，经世济用。

三、《易经》内涵

《易经》中的"易"有三义：变易、简易和不易。所谓"变易"，指天地万物处于循环往复、阴阳交合、不断变化之中，例如我们人体，上一秒和下一秒都不是完全一样的，经脉流注发生了变化，思想发生了变化；所谓"简易"指

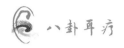

不管事物的变化多么复杂，万变不离其宗，无非阴阳相胜，此消彼长之理，例如很多人觉得《易经》八卦很难，学不会，是因为没有明白其理，当懂得了其理，它就是一个"象"，大道至简，当有一天你学完易理，事情却越做越复杂，那就是不得其法；所谓"不易"指万般变化皆顺道昌，逆道亡，天地之道恒长久，例如春夏秋冬永恒不变的自然规律。

孔子之所以早年弃《易》不用，而后认为善《易》者不占，是因为年轻时认为《易经》是卜筮之书，晚年发现《易经》蕴含深刻的为人处世之道，可用于指导生活，教化蛮荒，而且孔子更看重天地之间人的作为，笃信人的作为可以影响命运，因而侧重阐述《易经》的义理。而此书中，我们侧重于阐述《易经》的象和数。

四、《易经》渊源

宋朝时兴起了易图的研究，流出了现在广为人知的河图、洛书、太极图、先天八卦图、后天八卦图等。《易经》中有太极、两仪、四象、八卦、六十四卦、三百八十四爻、四千零九十六种卦象。八卦源于河图洛书，河图为体，洛书为用。八卦又分先天八卦和后天八卦。先天八卦由伏羲创造，包括天地定位，山泽通气，雷风相薄，水火不相射。后天八卦又称文王八卦，由洛书演变过来。先天八卦为体，后天八卦为用。

五、《易经》基础知识

1.爻象

爻，《周易》中组成卦的符号。"—"为阳爻，"--"为阴爻。每三爻合成一卦，可得八卦；两卦（六爻）相重则得六十四卦，称为别卦；爻含有交错和变化之意。爻象是指《周易》中六爻相交成卦所表示的事物形象、形迹。

易卦卦画的基础是爻象，要弄清卦画的原始含义，首先必须弄清爻象的原始意义。长期以来，人们都依据《易经·系辞传》中"一阴一阳之谓道"，《易经·说卦传》中"观变于阴阳而立卦"等说法，把卦画中"--""—"两个符号看成是代表"阴""阳"两种性质的爻象。八卦，以及六十四卦，即由这阴阳两爻变化推衍、重叠而成。爻象表示阴和阳的相互交往和影响；爻在八卦中，既是一种基本符号，又象征天和地、阴和阳、明和暗、大和小、重和轻、刚和柔、尊和卑、动和静、男和女、生长和衰老等。阳代表事物具有积极、进取、刚健、向上的特征；阴代表事物具有消极、退守、柔顺、向下的特征。

2. 四象

在许多玄幻小说和武侠小说里，我们经常可以看到"四象阵法"之类的描述，神乎其神，威力巨大。这让一般不了解"四象"真正内涵的人，对其充满了想象。那么《易经》的"四象"到底是什么意思呢？真的有传说中的那么神秘吗？"四象"最早的出处在《易经·系辞传上》：是故《易》有太极，是生两仪，两仪生四象，四象生八卦，八卦定吉凶，吉凶生大业。孔子认为《易经》阐明的是宇宙间万事万物的一个演变规律。不管后人后来往四象上加了多少的附着物，但是在现存的史料与考古发现中，四象其实一开始指的就是少阳、老阳、少阴、老阴这四种阴阳二气的不同状态。象者，像也，就是以象取类比天地之间的各种事物状态，是《易经》中最主要的认识取象手段之一，也是古人对世间万物规律的一种认识和总结。《易经》是一本以最基本、最简约的手段去发现这世间万物规律的书，阴阳是最基础的手段，而阴阳我们知道它是一体同源，相辅相成，相互依存，相互转化，相互消长的。阴中有阳，阳中有阴，既互相平衡制约，又相互对立斗争，又彼此依靠生存。无论阴气或是阳气，都随着环境的变化而随时消减，比如春天，阳气初生，是为少阳；到了夏天，阳气旺盛，可是太旺盛了却不可持久，"亢龙有悔"，所以是老阳，既然是老阳，力量就必然有所不及，那么阴气就会开始萌发；到了秋天，老阳虽然还是不想退场，可是更有生机的少阴开始登场亮相了；随着力量的积蓄，很快便会"履霜，坚冰至"了，老阴开始发威，可是同样的道理，"过犹不及"，少阳又会慢慢地开始迈开它的脚步迎接新的轮回，这样就形成了一个周而复始的循环。

知道了阴阳二气的属性，了解了四象最基本的内涵，对我们理解八卦这个最古老的"无字天书"有着很好的帮助，对于将来推衍各种事物的规律有着不可替代的作用。

随着历史车轮的前进，四象学说也慢慢地被赋予了各种各样的含义，最著名的大概要数古代星宿中的东方（左）青龙，西方（右）白虎，南方（前）朱

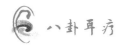

雀，北方（后）玄武，这四个象征在中国恐怕是家喻户晓，人人皆知。后来随着取象的增多，青龙又代表了木，白虎又代表了金，朱雀又代表了火，玄武又代表了水，如此等等。取象越来越多，象征越来越广，如果不是专业的研究者，基本上是不可能将四象内容解释清楚的，这也是为什么许多人一说起《易经》，便觉得它"玄之又玄"的原因所在。在天成象，在地成形，凡有象有形，则有阴阳，有阴阳则必有老少，有老少则必会发生变化。

3. 八卦

《易经》八卦是指《易经》中的八个卦象，先天八卦创始人为伏羲，后天八卦创始人为周文王。《易经》是天地万物变易之学。易是变化，经是道理。探究自然发展变化规律，揭示真理，进而引及人事，用于指导人们的生产生活。八卦，用八种符号代表自然界的八种现象，并通过这八种自然现象的演变规律，进而推及人事规律，企图达到天人合一的世界观。

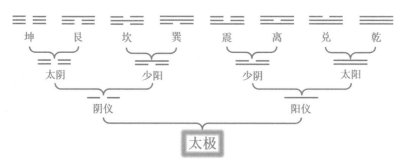

图5-1　太极演变图

在《易经·说卦传》中有关于八卦图卦位具体位置的类象属性说明，比如"乾为马，坤为牛，震为龙，巽为鸡，坎为豕，离为雉，艮为狗，兑为羊"，又有"乾为首，坤为腹，震为足，巽为股，坎为耳，离为目，艮为手，兑为口"，等等。

4. 卦名、卦德、卦形、卦象

乾——乾三连，卦德为健，乾乃刚健之意，象征天。

坤——坤六断，卦德为顺，顺乃柔顺之意，象征地。

震——震仰盂，卦德为动，动乃活动之意，象征雷。

巽——巽下断，卦德为入，入乃进入之意，象征风。

坎——坎中满，卦德为陷，陷为险陷之意，象征水。

离——离中虚，卦德为丽，丽乃明丽之意，象征火。

艮——艮覆碗，卦德为止，止乃停止之意，象征山。

兑——兑上缺，卦德为说，说乃喜悦之意，象征泽。

5.先天八卦与后天八卦

先天八卦图，是伏羲一生最伟大的发明。伏羲将"先天八卦"带给族人后，人们开始使用八卦图演算事态的发展，计算自己的未来是福是祸，是吉是凶，以及如何躲避灾祸化险为夷。先天八卦讲对峙，即把八卦代表的天地风雷、山泽水火八类物象分为四组，以说明它的阴阳对峙关系。《易经·说卦传》中将乾坤两卦对峙，称为天地定位；震巽两卦对峙，称为雷风相薄；艮兑两卦相对，称为山泽通气；坎离两卦相对，称为水火不相射。先天八卦数是：乾一、兑二、离三、震四、巽五、坎六、艮七、坤八。

先天八卦

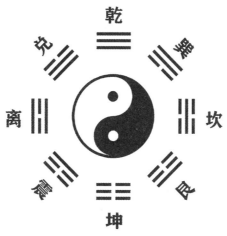

图5-2 先天八卦图

后天八卦图又称文王八卦图，周文王在被关押失去自由期间，潜心研究伏羲八卦，从而推演出新的文王八卦。它与先天八卦的区别是：伏羲八卦是乾、坤定南北，离、坎定东西，兑东南、艮西北，巽西南、震东北；而文王八卦则是离、坎定南北，震、兑定东西，巽东南、乾西北、坤西南、艮东北。因为人们在日常生活中体验到，南方炎热，属火，而北方寒冷，属水，所以，文王八卦用"离"代表南方之"火"，用"坎"代表北方之"水"，相对于伏羲八卦而言，更接近于人们的日常生活，更便于实际应用。伏羲八卦是祖先对天地万物变化的本质认识；而文王八卦是通过对世间万物变化的演算而为人事服务。所以俗话说"先天八卦定鬼神，后天八卦定人事"，后天八卦的排列既包含了阴阳相交，也包含了五行相生、周天循环。如象征节气，则震为春分，巽为立夏，离为夏至，坤为立秋，兑为秋分，乾为立冬，坎为冬至，艮为立春。序数为：坎一、坤二、震三、巽四、五为中宫，乾六、兑七、艮八、离九。

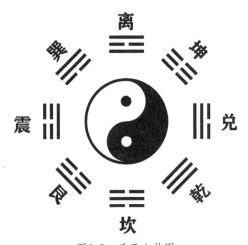

后天八卦

图5-3　后天八卦图

6. 六十四卦

《易经》六十四卦，是周文王被纣王囚禁关押的七年间，在狱中潜心研究伏羲八卦，在八卦的基础上推演所创的。所以又称为周易六十四卦。《易经》中的八经卦，两两重复排列为六十四卦。卦名是：乾、坤、屯、蒙、需、讼、师、比、小畜、履、泰、否、同人、大有、谦、豫、随、蛊、临、观、噬嗑、贲、剥、复、无妄、大畜、颐、大过、坎、离、咸、恒、遁、大壮、晋、明夷、家人、睽、蹇、解、损、益、夬、姤、萃、升、困、井、革、鼎、震、艮、渐、归妹、丰、旅、巽、兑、涣、节、中孚、小过、既济、未济。

7. 河图与洛书

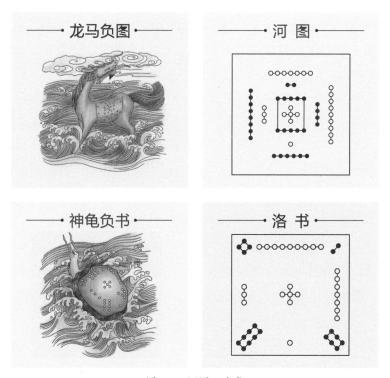

图5-4　河图、洛书

（1）河图说明

河图图式以白圈为阳，为天，为奇数；黑点为阴，为地，为偶数。图式结构分布为：一与六共宗居北方，因天一生水，地六成之；二与七同道居南方，因地二生火，天七成之；三与八为朋居东方，因天三生木，地八成之；四与九为友居西方，因地四生金，天九成之；五与十同途，居中央，因天五生土，地十成之。

冬至代表太阴点，是阳气发生的起点，表示太阳发生在太阴之中，冬至后一阳来复，阳气逐渐增加，到达春分时，阳气已经大于发生之时，河图左边由一个白点变成了三个白点。春分后，阳气越旺，在夏至达到极点，就在夏至阴气开始发生，也就是阳极生阴。为了表示阳极生阴，河图最上方出现了黑点，说明阴气开始发生。到秋分点，阴气逐渐增加，阳气减退，此时河图右边里层的黑点也增加到了四个。河图中心的五个白点对应永恒的太阳，不管四季如

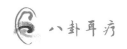

何变化，太阳永远是从东方升起，西方落下。地球围绕太阳运转，四季的变化正是这个运动中的轮回。秋分到春分之间，万物负阴抱阳而生；春分到秋分之间，万物负阳抱阴而化。黑点表示阴气，白点表示阳气，阴阳相互交错为伍，太阳即为时间的概念。

（2）洛书说明

洛书古称龟书，是阴阳五行术数之源。其甲壳上有此图像，结构是戴九履一，左三右七，二四为肩，六八为足，以五居中，五方白圈皆阳数，四隅黑点为阴数。

洛书以"奇数为阳，偶数为阴"的规定，与河图相同。以阴阳和方位、四时相配合，以显示节气的变化。奇数"1"，在洛书之北方，为"冬至一阳生"之所；"3"在东方，阳气增长，气候和暖，于时为春；"9"在南方，阳气升至极盛之时，于时为夏；"7"在西方，阳气渐衰，于时为秋；"5"在中央，为天地中心之数。阳气的运行方向是朝左，由北而东、而南、而西，此正"左升右降"。四个偶数的位置是："2"在洛书之西南角，显示"夏至一阴生"；"4"在东南角，阴气逐渐增长；"8"在东北角，阴气升至极盛；"6"在西北角，阴气渐衰。阴气的运行方向是朝右，由西南而东南、而东北、而西北。前四个奇数的四正，北为冬至、南为夏至、东为春分、西为秋分；后四个偶数的四隅，东北立春、东南立夏、西南立秋、西北立冬。

医易相通：中医经典《黄帝内经》在医学理论体系形成过程中，受《周易》思维模式化的影响，建立了多种理论模型。

河图数之五行、五方、四时阴阳、五脏等相配，便是其一。如《素问·金匮真言论》"五脏应四时"及《素问·阴阳应象大论》"天有四时五行"等形成人体五大功能单位。洛书奇数中阳气升降由"1→3→9→7"之循环，即"左升右降"之说。河图之数在《黄帝内经》中，演变为藏象之数。如《素问·金匮真言论》曰："东方青色，入通于肝，开窍于目……其数八。南方赤色，入通于心，开窍于耳……其数七。中央黄色，入通于脾，开窍于口……其数五。西方白色，入通于肺，开窍于鼻……其数九。北方黑色，入通于肾，开窍于二阴……其数六。"

第六章 耳八卦

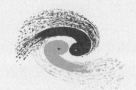

相传伏羲借着观看日月星宿的分布，俯瞰地球的自然环境，画八卦以成图。八卦图本身是一张描述日月运行和季节变化的信息全息图。人和事物都处在这个全息的、反映能量和变化的坐标系中，可以通过观察他们的变化和结果，得到一些规律性的认识。

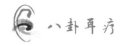
一、何为八卦耳疗

　　八卦耳疗是将群经之首《易经》中的八卦归类、意象思维创新性地运用在耳疗的诊断、治疗之中，以后天八卦图、洛书以及先天八卦数为临床核心指导思想，主要运用"象思维"来治疗疾病的一种新疗法。其操作简单、方便，疗效确切、稳定，是"守正创新"思想应用于中医临床的典型代表。

二、八卦与全息

　　所谓全息是指事物的任何一个局部都包含了其整体的缩影。所以，现代全息耳疗就是把耳朵看成是一个完整的人体，哪里有病就在耳朵上找到相对应的全息点来治疗。而真正的中医治病，治的不是病本身，而是治疗生病的人。自然界的万事万物，从简单到复杂，从低级到高级，从微观到宏观都是阴阳二气相互作用的产物。而阴阳二气相互作用的基本形式只有八种，即八卦。所以八卦就是宇宙的一个大全息。某一个卦象可以反映一个事物的不同方面。八卦各有其五行属性，反映事物的状态、趋势、因果，各有不同的象，其揭示和描述了宇宙万事万物运动变化发展的内在规律性。这个规律性最通俗最本质地说就是从出生到衰亡的规律。万事万物都有生有死，没有永恒的生，亦没有永恒的死，有生有死，此生彼死，此死彼生，是循环无穷的。《周易》用阴阳互根的原理揭示和描述了这种规律。先贤老子称之为"道"。其形式即太极图所标示的，白的为阳，黑的为阴，阳死阴生，阴死阳生，阳盛阴衰，阴盛阳衰，物极必反，阴阳消长，无限循环。即命理十二宫所描述的，万物由长生，沐浴，冠带，临官，帝旺，衰，病，死，墓，绝，胎，养，再到长生而循环不已，这种生老病死的规律，万物都是相似的，之所以说是相似，因为还有寿命的长短和过程的曲折不同。根据这种规律就可以大体上对万事万物进行预测了，当一个人其身体或事业达到最旺盛的时候，就要开始走向衰败，最后死亡，这是不可抗拒的规律。世间万物无论是以何种方式存在，无论归属于哪一种五行，都不可能回避这个从发生到发展再到衰败消亡的规律。正是这种阴阳消长的不断转化又无限循环，才推动了事物呈螺旋式发展前进，从而促进了人类的进化和社会的文明进步。这是宇宙万事万物唯一的必然规律。

三、河图、洛书与全息

河图说的就是春夏秋冬、生老病死循环往复的自然规律，即大自然的全息；洛书结构是戴九履一，左三右七，二四为肩，六八为足，即一个完整的人体结构全息。

万物之象都蕴藏着全息律。大千世界，万事万物，其形象状态、存在的时空状态、运行状态虽然各有不同，可是它们都无法脱离或改变自己的全息性。

由于近代科学技术的发展，人们巧妙地通过物理化学科技的介入，首先是复制人们的语言，进而又复制了影像，再通过组合制作就成了现在的电影、电视剧。这个世界的任何事物都具有自己的特点、特性，其特点、特性又具有可以复制，可以重现、再生的性能。六爻、梅花易数等预测术其根据就是全息性原理；考古工作者对一颗牙齿进行化验，可以得出古人的身高等许多数据；法医对某人的一根毛发进行化验，可以得出此人的许多信息特征，为侦破案件提供了科学的依据。这些说明，事物的五行属性虽不同，却有相似的运行状态，任何事物的某一局部都包含了其整体的信息。当代的克隆技术就是运用了事物的这一特性，提取动植物任意单个细胞，给予其适当的生长发育条件，就可以培养出动植物的原本体。手诊、面诊、舌诊可以通过人的手、面、舌的纹路痕迹、颜色状态，提取人生命过程中的信息。了解人的生辰八字，可以通过出生时刻的一个时空点，提取生命信息。万事万物的发展过程有着相似的规律性。不仅是生老病死上相似，两种看似没有任何关联的事物，它们在运行状态方面也会有天然的相似性。只要能正确运用这个规律，既能推断事物发展的状态，又可以预测事物发展的结果。

四、耳后天八卦定位

传统耳穴把耳朵看成一个结构全息，似一个倒置的胎儿，头在下，足在

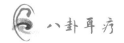
上，对耳轮一侧（耳外缘）相当于脊背，耳轮一侧（靠脸一侧）相当于胸腹部，中间耳轮脚相当于人的横膈膜（人体阴阳的分水岭）。应该提醒大家的是，耳轮脚（横膈膜）在确定耳八卦的分布中起至关重要的作用。

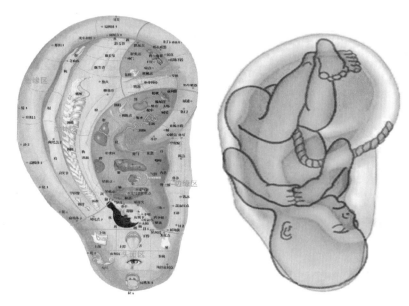

图6-1　耳全息图

耳八卦定位，首先需要确定的是四正位（东 – 震、南 – 离、西 – 兑、北 – 坎），一个耳朵的圆周是360°，我们把它平均分成八块区域，即八卦方位，也就是每卦都有45°的一块区域，注意，这里讲的是区域，而不是穴位点。耳轮脚就是我们确定四正位的基准点，以它的内外连线为横轴线，再从横轴线的中点做一条垂直90°的纵轴线来确定四正位坐标。耳轮脚每个人生长的倾斜角度不一样，就似每个胎儿的体位不一样，一定是根据它倾斜的角度内外连线作为横轴线（内侧以屏上切迹为起点，外侧以对耳轮的内侧缘为止点，如图6-2、6-3所示）。耳朵似一个倒置的胎儿，耳尖区域为足，为北方 – 坎卦；耳垂区域为头，为南方 – 离卦。那震和兑如何确定？震为肝木，主升发；兑为肺金，主肃降。对耳轮一侧相当于人体脊柱，脊柱为阳，后升前降，升阳一侧为肝木，肃降一侧为肺金，由此确定耳轮脚连线的外缘为东方 – 震卦，内缘为西方 – 兑卦。四正位确定了，四隅位就按照后天八卦图的顺序依次填补进来即可。如图6-4所示。

耳后天八卦图

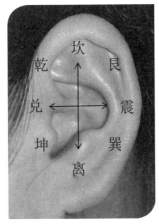

图6-2 耳轮脚无倾斜

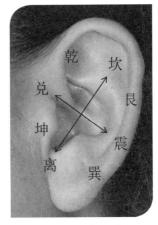

图6-3 耳轮脚倾斜

后天八卦

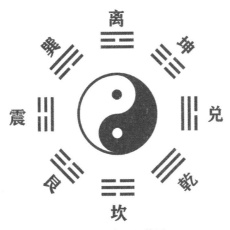

图6-4 后天八卦图

五、耳洛书定位

还记得前面介绍的洛书么？传说古代有神龟出于洛水，其甲壳上有图如图6-5，结构是戴九履一，左三右七，二四为肩，六八为足，以五居中。此处有一个疑问，"履"作为名词是鞋的意思，也就代表足。按照这个意思来解读洛

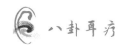

书，神龟就有三只脚。笔者查阅了大量资料，认为此"履"应该是通"闾"，代表"尾闾"。尾闾一词，出自《庄子·秋水》："天下之水，莫大于海，万川归之，不知何时止而不盈；尾闾泄之，不知何时已而不虚。"第一，尾闾指古代传说中海水所归之处，现多用来指江河的下游（与八卦坎水相符合）；第二，指骨名，即尾骨（与洛书所示相符）。明代尹真人《性命圭旨》中谓："子时复气到尾闾……"，在内丹学上主要比喻活子时之功，而活子时为内丹学之灵魂，复为一阳升的地雷复卦，尾闾即为长强穴。综上所述，洛书全息图移到人体耳朵上，九为头，一为尾这个很简单，人体部位的左右如何区分？左三右七，是从神龟背来看，背为阳，四正位为奇数，为阳，所以，阳面（背部）是从左至右顺时针转。那从胸腹来看，腹为阴，四隅位为偶数，为阴，阴面（胸腹部）是从右至左逆时针转。想象把神龟翻过来与我们面对面（阴面），大自然的东方还是东方，西方还是西方，只是此刻对于神龟而言，东方在其右侧，西方在其左侧。

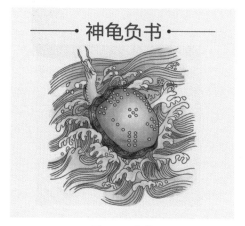

图6-5　洛书

这点弄明白后，再分别来看看左、右耳朵的洛书分布：左耳为阳，右耳为阴。阴中有阳，阳中有阴，它才有生命！阴阳是分不开的，有阴就有阳，这叫合一。从四象来看，左耳为阳，耳前——少阳，耳背——太阳；右耳为阴，耳背——少阴，耳前——太阴。

　　综上所述，右耳为阴，从其阳面（耳背）套用洛书，震位就是患者本人的左侧；左耳为阳，从其阴面（腹部）套用洛书，震位就是患者本人的右侧。传统耳全息疗法均是采用左耳控制左半身，右耳控制右半身的治疗原则，所以常说"左以候左，右以候右"。这种说法有无疑义？以图6-1为例，此图为右耳，倒置胎儿的体位震卦区应为其左侧，象形思维左耳倒置胎儿的震卦区就为其右侧。所以，传统的诠释只知其一不知其二，所谓的"左以候左，右以候右"其实是采取"以阴治阳，以阳治阴"的原则，也就是"X"交叉原则。

耳洛书全息图

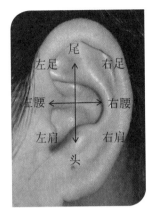 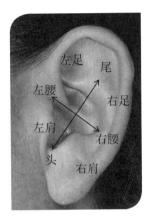

图6-6　耳轮脚无倾斜　　　　　图6-7　耳轮脚倾斜

六、耳八卦运用

学习耳八卦最重要的就是定位准确，其次就是掌握每个卦暗藏的信息，包括每个卦衍生出来的内八卦、外八卦、洛书、人伦、节气、中医相关理论等。内八卦，通指人体内部结构即五脏六腑；外八卦，通指人体的外部结构即四肢百骸；人伦也就是每个卦的身份象征；节气就是每个卦所属的季节……这些都有助于临床的治疗。下面就以简洁、归纳的方式来给大家一一呈现。

对于没有基础的读者，可以着重掌握内八卦、外八卦、洛书三个信息即可。

1.乾卦 ☰

卦德为健，乾乃刚健之意，以天为表征，先天八卦数为1。

【定位】以实际操作对象耳轮脚定出四正位（上坎－北、下离－南、外震－东、内兑－西），每一卦45°区域，乾卦定位为四正位的西北角45°区域，即耳朵内侧上缘。

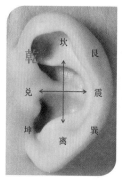

图6-8 乾卦耳位图

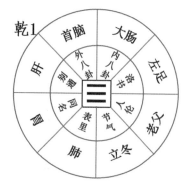

图6-9 乾卦信息归类图

【主治】头部疾病、骨骼疾病、腰背疾病、脑血管硬化、大肠疾病等。

【解析】乾三连，纯阳之卦，以天为表征。以人体而言，人的天就是高高在上的头部，且头为"诸阳之会"，符合纯阳之卦的特性。

外八卦为首脑，头部的思维活动指挥着全身五脏六腑和四肢百骸的运动，即与头有关的疾病，可选取乾卦，包括脑血管硬化、高血压、头晕、头痛、记忆力减退等。督脉为"阳脉之海"，亦符合纯阳爻刚健的特性，督脉起于胞中，沿脊柱上行至巅顶，所以，脊椎骨的疾病以及生殖泌尿疾病可选取此卦。

内八卦为大肠，无论便秘还是腹泻、痔疮等，落卦（组卦最后面的卦位，也就相当于治疗目标）都应该在乾卦上。

洛书上代表了左足疾病。

延伸信息：人伦代表了老父，只要是父亲身份的人，皆可选取此卦，有助治疗，这借助的是空间的能量。节气代表了立冬，患者患病时间正好在立冬前后或者看诊时间正好在这前后，均可以选取此卦，这叫天人合一。表里经为手太阴肺经。同名经为足阳明胃经。别通经为足厥阴肝经。

一个卦可以延伸的内容很多，当我们面对种种复杂的疾病，所有信息都能立刻推导出来，通过叠加效应，使取卦精而简。例如一位父亲腰椎有外伤史，左脚扭伤正值立冬前后，同时便秘导致前额头痛等，我们运用叠加信息的累积可以单取乾卦即可。先天八卦数的运用使用原则中会做详解。

2.兑卦 ☱

卦德为说（yuè），说乃喜悦之意，以泽为表征，先天八卦数为2。

【定位】以实际操作对象耳轮脚定出四正位（上坎–北、下离–南、外震–东、内兑–西），每一卦45°区域，兑卦定位为四正位的西方45°区域，即耳朵内缘中段。

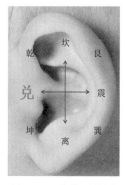

图6-10　兑卦耳位图

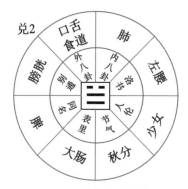

图6-11　兑卦信息归类图

【主治】呼吸系统疾病、口腔溃疡、痔疮、皮肤病等。

【解析】兑上缺，以泽为表征。卦上缺口就似一个破损的伤口之象，所有皮肤破损的伤口、痤疮、溃疡、褥疮等都可以选取兑卦。

外八卦代表了口、舌、食道、咽喉、气管等，也就是一切口腔内的疾病，包括情绪低落所导致的沉默寡言均可取之。

内八卦为肺，八卦的肺不但代表了金还代表了水。比如皮肤干燥，按照中医理论，肺主皮毛，需调补气血助升阳气，后方能濡润皮肤。按照易医取象思维：皮肤干燥了，喷点爽肤水，兑卦，不但为金，同时还为泽水，直接就有滋养皮肤的取象。

洛书为左腰，包括了左侧胁肋部。

延伸信息：人伦代表少女，顾名思义，少女的疾病均可取之，尤其是少女的皮肤、青春痘、口腔、咽喉等疾病。节气代表了秋分，秋燥引起的咳嗽、大便干燥等均宜。

3.离卦　☲

卦德为丽，丽乃明丽之意，以火为表征，先天八卦数为3。

【定位】以实际操作对象耳轮脚定出四正位（上坎–北、下离–南、外

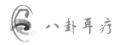

震－东、内兑－西），每一卦45°区域，离卦定位为四正位的南方45°区域，即耳朵下缘。

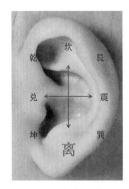

图6-12　离卦耳位图

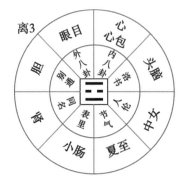

图6-13　离卦信息归类图

【主治】头面部疾病、心脏疾病、血液疾病、小肠疾病、失眠多梦、眼疾、抑郁症等。

【解析】离中虚，以火为表征。离中虚就似太阳中间的小黑点或火苗中间的空心状态，寓意我们做人做事的心态，要保持"离中虚"的空杯心态才能吸取更多的精华，也寓意看诊之时要保持"离中虚"的心态，合理运用四诊合参的整体辨证观念，而不被任何病名所局限。

外八卦为目，俗话说眼睛是心灵的窗户，一个人的内心通过一个眼神就足以表达，且心主血脉，目得血而能视。

内八卦为心，与心相关的疾病均可取之，如心脏病、失眠、抑郁、畏寒等。

洛书为头，前面讲过，乾外八卦为头，这两处的头如何区别？乾卦的头为"立冬之头"，临床多用于阳刚之气的男性，能使其头脑冷静、强健筋骨，高血压引起的头晕头痛、脑梗、脑血管硬化等多取之；离卦的头为"夏至之头"，临床多用于女性，它能营造出一轮红日，暖暖地照在心头，使人心旷神怡，头面部的疾病、风寒引起的头晕头痛、抑郁等多取之。两者在治疗头部疾病的时候常可组合成六十四卦的"天火同人"来加强疗效，一寒一热，一阴一阳，是治疗心脑血管疾病绝佳的组合。

延伸信息：人伦代表了中女，也就是发育成熟最靓丽时期的女性，此卦可结合震、坤两卦形成健脾组合。节气代表了夏至，最热的季节，这里需要特别提醒的是，如果患者有高血压引起的头痛，切忌直接选取离位，尤其是在炎热的夏季，因为火性炎上，易导致其血压飙升，加重病情，如需用到，可先坎后离，形成水火既济，或选取乾卦，或健脾组合，形成相生补泻。临床运用一定要辨证施治，方可获效。

4.震卦　☳

卦德为动，动乃活动之意，以雷为表征，先天八卦数为4。

【定位】以实际操作对象耳轮脚定出四正位（上坎－北、下离－南、外震－东、内兑－西），每一卦45°区域，震卦定位为四正位的东方45°区域，即耳朵外缘中段。

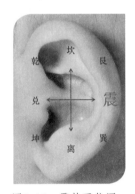
图6-14　震卦耳位图

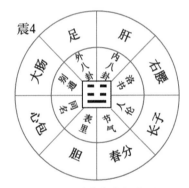
图6-15　震卦信息归类图

【主治】肝胆疾病、肠道疾病、筋骨疾病、腿足疾病、眼目疾病、右胁肋及右腰疼痛、泌尿生殖系统疾病等。

【解析】震仰盂，以雷为表征。卦德为动，一切动与不动的疾病均可取之，如多动症、帕金森病、抽动症、肌无力症、抑郁等症。

外八卦为足。

内八卦为肝，一切跟肝有关的疾病均可取之，肝与大肠别通，便秘可取，尤其是跟情志有关的便秘；按照经络学说，肝经是唯一一条绕阴器而行的经络，所以亦可治生殖泌尿系统疾病。

洛书为右腰及右胁肋部位。

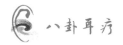

延伸信息：人伦为长子，男孩阳刚之气不足的，可取其生发阳气之功。节气为春分，春季易感疾患、春困，以及取象春季万物生长之意等均可取之。

5.巽卦

卦德为入，入乃进入之意，以风为表征，先天八卦数为5。

【定位】以实际操作对象耳轮脚定出四正位（上坎－北、下离－南、外震－东、内兑－西），每一卦45°区域，巽卦定位为四正位的东南方45°区域，即耳朵外缘下段。

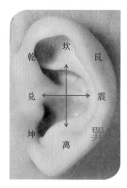

图6-16　巽卦耳位图

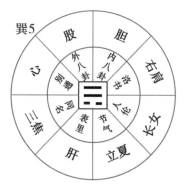

图6-17　巽卦信息归类图

【主治】肝胆疾病、坐骨神经痛、肩周炎、中风、伤风感冒、痛风痹证、风疹、过敏、痒症等。

【解析】巽下断，以风为表征。无论风寒、风热、风湿、风疹、痛风、中风等风邪之证皆可取之。

外八卦为股胯关节，比如褥疮，就是臀部的皮肤溃烂了，可取象巽、兑两卦来治疗。

内八卦为胆，为阴木，此处特别说明，按照阴阳五行，脏为阴、腑为阳，而《易经》八卦中却是肝为阳木而胆为阴木，何解？因为，《易经》的理论里，震为东方、为肝，万物出于震，所以为阳木。还有一种解说是肝大而胆小，大而实者为阳，小而虚者为阴。而按照每个卦的爻象来解析，把相同的两个爻去掉，剩下为阳爻就为阳卦，剩下为阴爻，就为阴卦。

洛书为右肩臂，对于受风寒之邪引起的肩臂疼痛，还可以加离卦温之。

延伸信息：人伦为长女。节气为立夏。用法同上。

6.坎卦 ☵

卦德为陷，陷为险陷之意，以水为表征，先天八卦数为6。

【定位】以实际操作对象耳轮脚定出四正位（上坎－北、下离－南、外震－东、内兑－西），每一卦45°区域，坎卦定位为四正位的北方45°区域，即耳朵上缘。

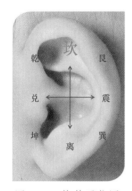
图6-18　坎卦耳位图

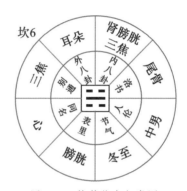
图6-19　坎卦信息归类图

【主治】生殖泌尿系统疾病、头脑疾病、筋骨疾病、心脏病、血液病、耳病、水肿等。

【解析】坎中满，以水为表征，中满就好比肾中的命门之火（阳爻），也好比大树的根，中心一定要满而实，上面才能枝繁叶茂，空心树又如何能长成参天大树。

外八卦为耳朵，耳鸣、耳聋、中耳炎等均可取之。

内八卦为肾、膀胱、三焦，所有跟水有关的疾病均可取之。肾主水，体内水液的潴留，分布与排泄，主要靠肾气的"开"和"阖"。三焦者，决渎之官，水道出焉，三焦能保持全身水道通畅，所以是管理水道的官。人体水液的正常代谢，依赖于三焦气化。全身的水液代谢，虽然是由肺、脾、肾、膀胱等多个脏腑协作完成的，但必须以三焦为通路；如果三焦水道不通利，就会出现小便不利、水肿等水液潴留之症，所以《灵枢·本输》说："三焦者，中渎之腑也，水道出焉，属膀胱，是孤之腑也"。

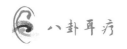

洛书为尾骨。

延伸信息：人伦为中男，节气为冬至。

7.艮卦 ☶

卦德为止，止乃停止之意。以山为表征，先天八卦数为7。

【定位】以实际操作对象耳轮脚定出四正位（上坎－北、下离－南、外震－东、内兑－西），每一卦45°区域，艮卦定位为四正位的东北方45°区域，即耳朵外侧上缘。

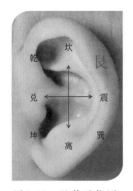

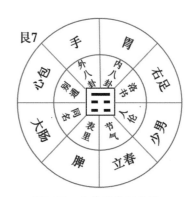

图6-20　艮卦耳位图　　　　图6-21　艮卦信息归类图

【主治】青春痘、痤疮、风疹、鼻炎、骨质增生、肿瘤、结石、脾胃疾病、手足疾病等。

【解析】艮覆碗，以山为表征，山是高于地面的。以此取象：凡凸起的青春痘、痤疮、鼻子、乳房、增生、肿瘤等均为"山"之象；山是静止的，即有停止之意，例如：止痛、止血、止汗、止痒等。

外八卦为手，手痛、手麻、手胀、手扭伤等均可选此卦。

内八卦为胃，为阳明经，多气多血，可促进全身新陈代谢，活血化瘀。

洛书为右足。

延伸信息：人伦为少男，前面说兑为少女，那么青春痘，按照易医的象思维，就是青春期的少男少女的皮肤疾病，即可用艮、兑两卦形成"山泽通气"，标本同治。节气为立春。

8.坤卦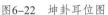

卦德为顺，顺乃柔顺之意，以地为表征，先天八卦数为8。

【定位】以实际操作对象耳轮脚定出四正位（上坎－北、下离－南、外震－东、内兑－西），每一卦45°区域，坤卦定位为四正位的西南方45°区域，即耳朵内侧下缘。

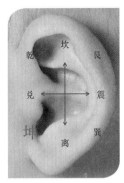
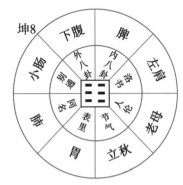

图6-22　坤卦耳位图　　　图6-23　坤卦信息归类图

【主治】脾胃疾病、腹部疾病、四肢肌肉疼痛、水肿、皮肤疾病等。

【解析】坤六断，以地为表征，土地是具有养育功能和承载功能的，取象思维：小腹、生殖系统就似人身之土地，尤其女性子宫，是孕育新生命的地方。为何现代社会不孕不育现象暴增？源起于何处？究其根本，生活起居无常，过食寒凉、饱食终日、好逸恶劳给后天之本脾土最直接的伤害，同时"子病犯母"导致心阳不足从而形成"宫寒"，试问，哪个孩子愿意住进冰冷的"防空洞"？

外八卦为腹部。

内八卦为脾。

洛书代表了左肩。

延伸信息：人伦代表了老母，所有母亲的疾病，选择坤卦只会有益无损！节气为立秋。

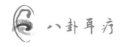
七、耳八卦归纳图

综上所述，八卦耳疗蕴含古朴的易医基础理论和"象思维"。临床只要把上述基础卦位的分布及延伸的内容熟练掌握，即可调理很多基础疾病。

医易同源，中药的药性很多就是取其"象和数"，例如治疗颈椎病必用的葛根，取其生长之性；红枣皮红肉黄，红为心之色，黄为脾之色，心为脾之母，所以它能健脾益气、养阴安神；六味地黄丸，取坎卦肾的先天八卦数六，刚好用六位药组合起来滋阴补肾；益母草顾名思义是对女性有好处的药，所以又被称为"坤草"。在我们的身边无处不是"象"，只是你看得见或看不见。象其大无外，其小无内！只要我们善于观察，能把生活中的象巧妙地融入临床治疗当中，那就是叠加效应，事半功倍。老子云："人法地，地法天，天法道，道法自然。"

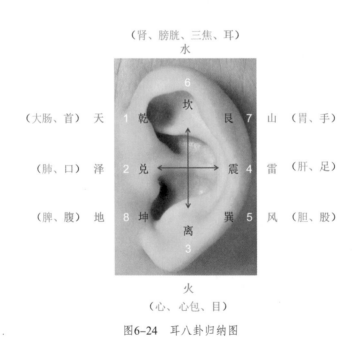

图6-24 耳八卦归纳图

第七章 耳十二地支

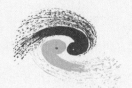

　　耳八卦是八卦耳疗的基础，基础掌握后，我们来学习耳十二地支。十二地支就是将八卦更为细分化的一种表达方式，通过耳十二地支，把时间、空间以及十二经络的元素叠加在八卦的运用里面，能更精准取卦，提高疗效。

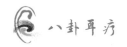

一、十二地支

十二地支是古代用来记录时间的符号，是子、丑、寅、卯、辰、巳、午、未、申、酉、戌、亥的总称。因为有十二个符号，所以叫做十二支。十二支纪十二月，古历法称为"月建"。一月建寅，二月建卯，三月建辰，四月建巳，五月建午，六月建未，七月建申，八月建酉，九月建戌，十月建亥，十一月建子，十二月建丑。

1. 十二地支与四季

寅月为孟春，卯月为仲春，春乃木之气，故寅卯皆属木。

巳月为孟夏，午月为仲夏，夏乃火之气，故巳午皆为火。

申月为孟秋，酉月为仲秋，秋乃金之气，故申酉皆属金。

亥月为孟冬，子月为仲冬，冬乃水之气，故亥子皆属水。

土气在一年之中寄旺于春夏秋冬四个季月，如：辰月季春，戌月季秋，丑月季冬，未月季夏，因此辰、戌、丑、未皆属土。

2. 十二地支与五行方位

亥子代表北方属水，巳午代表南方属火，寅卯代表东方属木，申酉代表西方属金，辰戌丑未代表中央属土。

3. 十二地支与十二经脉

子——胆经，丑——肝经，寅——肺经，卯——大肠经，辰——胃经，巳——脾经，午——心经，未——小肠经，申——膀胱经，酉——肾经，戌——心包经，亥——三焦经。

4. 十二地支与生肖

子鼠，丑牛，寅虎，卯兔，辰龙，巳蛇，午马，未羊，申猴，酉鸡，戌狗，亥猪。

5. 十二地支与八卦

太极含阴阳，阴阳一分为二，是故太极生两仪。阴阳又继续化生，则两仪生四象，四象生八卦。东、南、西、北四个方位和青龙、白虎、朱雀、玄武四种动物形象相配，称为"四象"，"四方"。东方寅卯辰，南方巳午未，西方申酉戌，北方亥子丑，即为八卦的继续分化。

二、子午流注

子午流注是中医针灸根据天人合一的理论，配合时间进行治疗的时间治疗学。中医认为人体中十二条经脉对应着每日的十二个时辰，一天有十二个时辰，相当于现在的二十四小时，一个时辰就是两小时。由于时辰在变，因而不同的经脉中的气血在不同的时辰也有盛有衰。中医哲学主张天人合一，认为人是大自然的组成部分，人的生活习惯应该符合自然规律。把人的脏腑在十二个时辰中的兴衰联系起来看，环环相扣，十分有序。血气应时而至为盛，血气过时而去为衰，逢时而开，过时为阖。泻则乘其盛，所谓刺实者刺其来。补者随其去，所谓刺虚者刺其去。刺其来迎而夺之，刺其去随而济之，按照这个原则取穴，以取其更好的疗效，这就叫子午流注法。子午流注注重时间条件，以自然界周期现象与人体气血周流的情况相配合。在《灵枢·经脉》《灵枢·营气》，以及《难经·一难》《难经·二十三难》都有记载。子午流注学说认为，人体气血的运行是按照一定的时间循环无端，连成一个大的循环通道，十二经络的连接顺序为：肺寅大卯胃辰宫，脾巳心午小未中，申膀酉肾心包戌，亥焦子胆丑肝通。——《子午流注口诀》

1. 寅月为一月，寅时（3～5点），肺经最旺

"肺朝百脉"。肝在丑时把血液推陈出新之后，将新鲜血液提供给肺，通过肺送往全身。所以，人在清晨面色红润，精力充沛。肺在体合皮，其华在毛。肺在窍为鼻，喉为肺之门户。肺在志为悲忧。肺在液为涕。肺与秋气相通应。"肺者，相傅之官，治节出焉。"

2. 卯月为二月，卯时（5～7点），大肠经最旺

肺与大肠相表里。肺将充足的新鲜血液布满全身，紧接着促进大肠经进入兴奋状态，完成吸收食物中水分与营养、排出渣滓的过程。

3. 辰月为三月，辰时（7～9点），胃经最旺

"胃为仓廪之官"，五味出焉。人在7～9点吃早饭最容易消化，如果胃火过盛，会出现嘴唇干裂或生疮。 如若胃的受纳、腐熟功能失常，则胃脘胀痛、

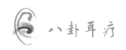

纳呆厌食、嗳气酸腐、消谷善饥等；胃气大伤，则饮食难进，预后较差，甚则胃气败绝，生命垂危，故有"人有胃气则生，无胃气则死"之说。

4. 巳月为四月，巳时（9～11点），脾经最旺

脾主运化，脾统血。脾是消化、吸收、排泄的总调度，又是人体血液的统领。脾在体合肉，主四肢。其华在唇，在窍为口。脾在志为思，在液为涎。脾与长夏相通应。"脾者，谏议之官，知周出焉。"

5. 午月为五月，午时（11～13点），心经最旺

心主血脉，心藏神，心气推动血液运行，养神、养气、养筋。人在午时能睡片刻，对于养心大有好处，可使下午乃至晚上精力充沛。心在体合脉，其华在面，在窍为舌，在志为喜，在液为汗，心与夏气相通应。"心者，君主之官，神明出焉。"

6. 未月为六月，未时（13～15点），小肠经最旺

小肠分清浊，把水液归于膀胱，糟粕送入大肠，精华上输于脾。小肠经在未时对人一天的营养进行调整。

7. 申月为七月，申时（15～17点），膀胱经最旺

膀胱贮藏水液和津液，水液排出体外，津液循环在体内。肾和膀胱的气化功能失常，膀胱开阖失司，则小便不利，或为癃闭，或尿频、尿急、尿痛以及尿失禁等。

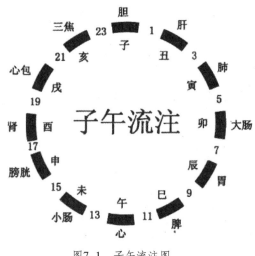

图7-1 子午流注图

8. 酉月为八月，酉时（17～19点），肾经最旺

肾藏生殖之精和五脏六腑之精，肾为"先天之本"。人体经过申时泻火排毒，肾在酉时进入贮藏精华的阶段。肾在体合骨，生髓，其华在发。肾在窍为耳及二阴，肾在志为恐，在液为唾。肾与冬气相通应。"肾者，作强之官，伎巧出焉。"

9. 戌月为九月，戌时（19～21点），心包经最旺

心包为心之外膜，附有脉络，气血通行之道。邪不能容，容之心伤。心包是心的保护组织，又是气血通道。心包经戌时兴旺，可清除心脏周围外邪，保护心脏。

10. 亥月为十月，亥时（21～23点），三焦经最旺

三焦经是六腑中最大的腑，具有主持诸气、疏通水道的作用。亥时三焦通百脉。人如果在亥时睡眠，百脉可休养生息，对身体十分有益。

11. 子月为十一月，子时（23～1点），胆经最旺

中医理论认为，肝之余气，泄于胆，聚而成精。胆为中正之官，五脏六腑取决于胆。气以壮胆，邪不能侵。胆气虚则怯，气短，谋虑而不能决断。胆汁需要新陈代谢，人在子时前入眠，胆方能完成代谢。"胆有多清，脑有多清。"凡在子时前1～2小时入睡者，晨醒后头脑清晰、气色红润。反之，经常子时前不入睡者，则气色青白，特别是胆汁无法正常新陈代谢而变浓结晶，犹如海水中水分蒸发后盐分浓而晒成盐一般，形成结石一类病症。

12. 丑月为十二月，丑时（1～3点），肝经最旺

肝藏血，人的思维和行动要靠肝血的支持，淘汰废旧的血液，产生新鲜血液，这种代谢通常在肝经最旺的丑时完成。中医理论认为："人卧则血归于肝。"如果丑时前未入睡者，面色青灰，情志倦怠而躁，易生肝病。肝在体合筋，其华在爪。肝在窍为目，在志为怒，在液为泪，肝与春气相通应。"肝者，将军之官，谋虑出焉。"

三、耳十二地支定位

耳朵似一个倒置的胎儿，那么十二地支在耳朵上的分布依然是倒置过来的，具体应该如何分布呢？参阅十二地支图，我们做如下思考。

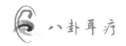

《易经》中讲，天道是不偏不倚的，因此，八卦对应的八方（四正位东、南、西、北和四隅位东北、东南、西南、西北）应是按每方45°角进行平均空间分配的。而十二地支在太极圆内也应该是平均分配的，即每个地支分配30°的空间。就如十二地支类象成十二经络，十二时辰，一天十二个时辰，每个时辰运行一条经络，每条经络运行时长大约两小时。所以，参照图7-2可以假设：子、午、卯、酉分别完全分布在坎、离、震、兑卦中；巳未、申戌、亥丑、寅辰分别有7.5°分布在离、兑、坎、震卦中；而辰巳、未申、戌亥、丑寅分别有22.5°分布在巽、坤、乾、艮卦中。这样的结果是，无论八卦还是十二地支的分布以及八卦与十二地支结合的分布都是平均的，符合天道是不偏不倚的准则，假设成立！在临床中，大家可以实践证明。

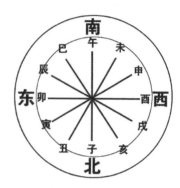

图7-2 十二地支图

综上所述，八卦与十二地支的重叠图应如图7-3所示。

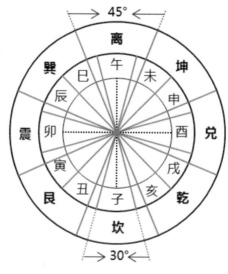

图7-3 八卦、地支合并图

耳十二地支图如下所示：

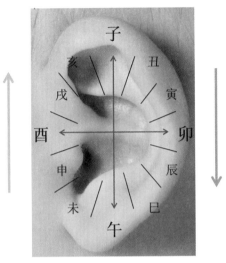

图7-4 耳十二地支图

四、耳十二地支运用

八卦和十二地支既是统一的整体，也是相互独立的个体。既能重合使用取其叠加效应，精益求精；亦能独立分开使用。只要掌握前述基础八卦知识，就能治疗很多基础疾病，如再掌握十二地支，则可使择取卦位时，取位更精准，运用更自如。

1.根据发作时辰择取地支位

例如患者描述，每天都是13～15点肚子痛，那么可根据其发病时辰在相应十二地支未时进行治疗，如效果不佳，可加上它的对冲时间位1～3点的丑时（相冲是指在方位八卦图180°的两端的两个时辰的直线对冲，十二地支相冲的实质就是阴阳的对立、五行的相克）。其二可在确定八卦卦位时，择取最佳区域。肚子痛，最简单的思维——止肚子的痛，择取艮（为止）、坤（为腹）两卦，艮卦包含了寅时和丑时，那么我们择取哪个地支区域更合适呢？寅时虽然为肺，与大肠表里，但丑时为肝，同样与大肠有别通关系，最重要的是与发病时间对冲，有着多重叠加效应，因而，丑时更胜于寅时。坤卦包含未时与申

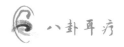

时，无疑两者之间择取未时更佳。

2. 根据病症所属经络择取地支位

如患者膝盖疼痛，描述在内侧脾经的位置上，即可直接在耳十二地支巳位找寻异常点，也可取八卦的坤位，这是针对较简单的疼痛；如果患者是膝盖的外侧和腘窝处都疼痛，那么就可考虑足阳明胃经、足少阳胆经、足太阳膀胱经，可以分别取辰位、子位、申位进行治疗，亦可用三合局的水局来治疗，贴的顺序为申→子→辰，顺序不对，则没有局的加强效应。

3. 三合局的使用

三合局可以分为三合木局、三合火局、三合金局等，如申子辰合水局、巳酉丑合金局、寅午戌合火局、亥卯未合木局、辰戌丑未合土局等。它的实质是，三方会合以后加大了子、午、卯、酉的力量。如，申子辰三合水局，加大了子水的力量，是申金、子水、辰土三方以子水为中心的一种聚合。三合局中间这个字称为"中神"，是合局的核心。三合局的中神，前面临长生，后面有墓库收藏（储蓄力量），前呼后拥，聚集成一股强大的力量，所以三合局比单独一行的力量强大、稳固。

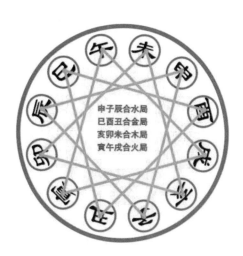

图7-5　三合局图

如下所示：

木局：亥卯未（手三阳经）——加强木气。

火局：寅午戌（手三阴经）——加强火气。

金局：巳酉丑（足三阴经）——加强金气。

水局：申子辰（足三阳经）——加强水气。

土局：辰戌丑未加强土气。

4. 根据就诊时辰择取地支位

中医认为，自然界与人是统一的整体，自然界的年、季、日、时周期变化，影响人们的生理、病理相应地周期变化。中医将一天分成十二个时辰，并用十二地支代表，人的身体情况的变化与人体气血运行有关，也就是在不同的时辰，气血运行到不同的经络，对人体的生理、病理产生直接的影响。例如，头痛患者就诊的时辰是戌时，戌为心包，此时心包经运行最旺盛，刺激此经络，可使其代劳缓解诸症。单从八卦角度来看，心包归属离卦，离卦洛书为头。八卦与地支二者结合来看，戌时在八卦的乾卦之中，乾卦外八卦亦为头，所以离、乾两卦均可。法无定法，法由心生！

5. 根据六经辨证择取地支位

汉代张仲景著《伤寒论》，将外感疾病演变过程中的各种症候群，进行综合分析，归纳其病变部位，寒热趋向，邪正盛衰，区分为太阳、阳明、少阳、太阴、少阴、厥阴六经病。可根据各病症欲解时的规律来诊断和治疗疾病。如太阳病欲解时——巳午未；少阳病欲解时——寅卯辰；阳明病欲解时——申酉戌；太阴病欲解时——亥子丑；少阴病欲解时——子丑寅；厥阴病欲解时——丑寅卯。

通过此章节耳十二地支的学习，大家就可以很清楚地知道每卦45°区域施治部位的偏向，偏向不同，效果迥异。

例如：临床中常用的山泽通气，艮卦包含了丑位、寅位，当治疗的疾患与丑时，或肝，或筋，或目等有关时，优选艮卦中丑位来形成山泽通气；当治疗的疾病与寅时，或肺，或气管咽喉，或鼻，或口等有关时，优选艮卦中寅位形成山泽通气，这是多重叠加效应，目的就是为了精简施治。因为临床中，虽然很多人学了就能用，用了就能有效，可是往往不懂得叠加应用，把整个耳朵几乎都贴满了耳豆或耳针。医者仁心，我们必须要提高自己才能做到仁心仁术！

第八章

耳八卦组合

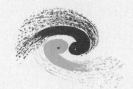

　　八卦耳疗的基础运用耳八卦组合主要源自《易经·说卦传》里的"天地定位、山泽通气、雷风相薄、水火不相射"等十大常用组合。其施治的顺序，依照卦名的先后而定。

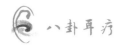

一、天地定位

【定位】取天和地（乾为天、坤为地）两卦。

【主治】消化系统、呼吸系统疾病、高血压、头晕、头痛、失眠、腰背疾病等。

【解析】临床治疗中，如果先天后地，即为六十四卦里面的"天地否"，即天在上、地在下，永无相交。治病调的就是阴阳，如无相交，何谈治疗？所以，根据六十四卦内容，把先后顺序调换一下，先地后天，形成"地天泰"，即《素问·阴阳应象大论》所论："故清

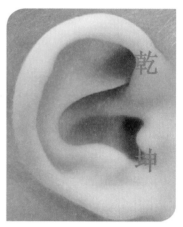

图8-1　天地定位

阳为天，浊阴为地，地气上升为云，天气下降为雨，雨出地气，云出天气"，形成阴阳相交。前面基础部分介绍过，乾卦为纯阳之卦，代表阳脉之海的督脉。坤卦为纯阴之卦，代表阴脉之海的任脉。调理这两卦就相当于打通了任督二脉。任脉主血，督脉主气，为人体经络主脉。任督二脉若通，则八脉通；八脉通，则百脉通，进而能改善体质，强筋健骨，促进循环。

二、山泽通气

【定位】取山和泽（艮为山、兑为泽）两卦。

【主治】咳嗽、气喘、鼻炎、扁桃体肿大、积食、痛证、打鼾等。

【解析】山和泽两卦，六十四卦里面称之为"山泽损"，损有余而补不足。临床多用于一切不通的病症，"痛则不通，通则不痛"。中医认为，引起疾病的原因大多是不通，疼痛症是，癥瘕积聚也是，鼻塞不通是，乳腺增生亦

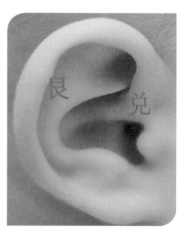

图8-2　山泽通气

是，只要疏通了，疾病自然也就自愈了。

三、雷风相薄

【定位】取雷和风（震为雷、巽为风）
两卦。

【主治】月经不调、乳房胀痛、肝胆疾病、
腿足疾病等。

【解析】雷和风两卦，六十四卦称之为
"雷风恒"。主要针对肝气郁结、胆气上逆所引
起的不适。尤其多用于男、女情志问题所导致
的疾患，例如：乳腺增生、妇科疾患、男性生
殖疾病、失眠、头痛、抑郁等。

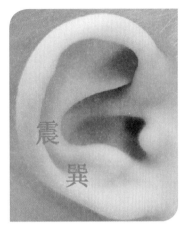

图8-3　雷风相薄

四、水火不相射

【定位】取水和火（坎为水、离为火）两卦。

【主治】心脏病、失眠多梦、腰背疾病、
生殖泌尿系统疾病等。

【解析】水和火两卦，六十四卦里面称之
为"水火既济"。何为水火？水火谓之一阴一
阳，对应五脏中的肾和心。心肾相交是人体脏
器中最大的交易，心中一点真阴谓之离中虚，
肾中一点真阳谓之坎中满，二者相交而平衡。
中医临床中也常说"治肾必调心，调心必补
肾"，说明二者结合的相关性与重要性。临床
我们常用此组合治疗心肾不交所导致的一切病
症，如失眠、头晕、心烦、高血压、生殖泌尿
系统疾病等。

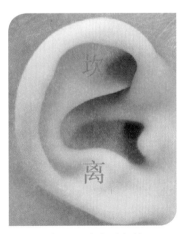

图8-4　水火不相射

五、升阳组合

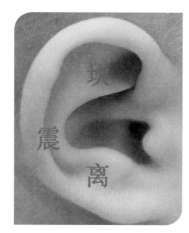

图8-5　升阳组合（女性）

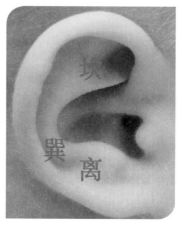

图8-6　升阳组合（男性）

【定位】取水、木、火（坎为水、震/巽为木、离为火）三卦。

【主治】畏寒肢冷、神疲倦怠、发育迟缓、低血压等。

【解析】升阳组合有两种：坎、震、离或坎、巽、离。取卦的寓意是形成相生的水生木，木生火，落卦在阳气最旺盛的离卦上。同样遵循"相交"的原则：男性属阳，择阴木巽卦；女性属阴，择阳木震卦。这里重点解析一个问题：按照卦象的阴阳，震卦为阳卦，所以为阳木；而巽卦为阴卦，所以为阴木，并不是按照中医脏腑的阴阳分类。主要作用：升发阳气，且在升阳的同时能滋水涵木，疏肝理气，助长发育，补心阳之不足，同时此组合还形成了"水火既济"等。

六、滋阴组合

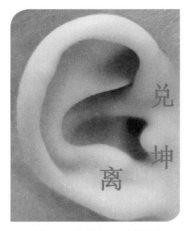 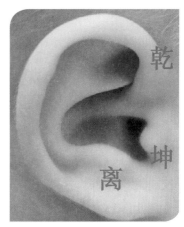

图8-7　滋阴组合（男性）　　　图8-8　滋阴组合（女性）

【定位】取火、土、金（离为火、坤为土、兑/乾为金）三卦。

【主治】阴虚咳嗽、干燥症、高血压、失眠等。

【解析】滋阴组合有两种：离、坤、兑或离、坤、乾，取卦的寓意是形成相生的火生土，土生金，落卦在兑/乾。遵循"相交"的原则：男性属阳，择阴金兑卦；女性属阴，择阳金乾卦。临床应用，慢性病及重症多取离、坤、乾，同时形成了"地天泰"。

七、健脾组合

【定位】取震/巽、离、坤三卦。

【主治】脾胃疾病、贫血、水肿等。

【解析】此组合调理的是"后天之本"，有两种组合：震、离、坤或巽、离、坤。取卦的寓意是形成相生的木生火，火生土，落卦均为坤卦。遵循"相交"的原则：男性属阳，择阴木巽卦；女性属阴，择阳木震卦。对于脾胃虚弱、老年病、慢性病及各种重症，脾胃后天之本就显得尤为重要。只要胃气在，患者就比较容易治愈；如果胃气弱，患者就较难治愈。

八卦耳疗

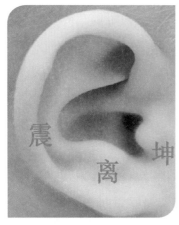

图8-9 健脾组合（女性）

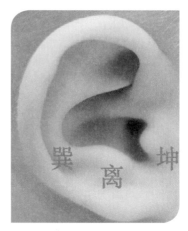

图8-10 健脾组合（男性）

八、补肾组合

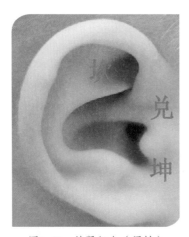

图8-11 补肾组合（男性）

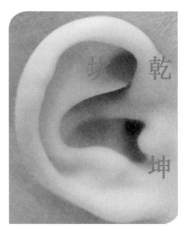

图8-12 补肾组合（女性）

【定位】取坤、兑／乾、坎三卦。

【主治】生殖泌尿系统疾病、高血压等。

【解析】此卦调理的是"先天之本"。补肾组合有两种，坤、兑、坎或坤、乾、坎，取卦的寓意是形成相生的土生金，金生水，落卦在坎卦。遵循"相交"的原则：男性属阳，择阴金兑卦；女性属阴，择阳金乾卦。主要作用：调理生殖泌尿系统疾病、先天免疫相关疾病、骨病、耳病等。

九、四正位组合

【定位】取坎、震、离、兑四卦。

【主治】各种慢性疾病、久病、虚性疾病等。

【解析】何为四正位？就是"震、离、兑、坎"四个卦位，"东、南、西、北"四个方位，"肝、心、肺、肾"四个脏器，貌似少了一个最重要的"中土"，实则，只要调理了"中土"外围的四正，太极斡旋就带动了中土的运转，说白了，四正位有与五行位同等的功能，相当于人体内的"十全大补丸"。主要作用：调理全身性的疾病，尤其对于体虚患者，久病、慢病患者以及日常全身保健效果甚佳，故有"四正位主全身"的说法。

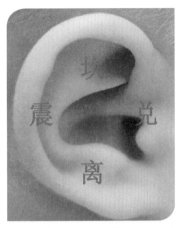

图8-13　四正位组合

十、四隅位组合

【定位】取艮、巽、坤、乾四卦。

【主治】消化系统疾病。

【解析】何为四隅位？就是"艮、巽、坤、乾"四个卦位，"东北、东南、西南、西北"四个方位，"胃、胆、脾、大肠"四个脏器，这四个脏器都属消化系统。主要作用：调理脾胃及整个消化系统，增强后天之本，故有"四隅位主消化"的说法。

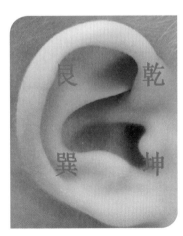

图8-14　四隅位组合

第九章 八卦耳疗特点与施术方法

　　八卦耳疗具备简、便、廉、效的特点，临床运用，应在全面了解疾病的基础上，分清疾病的主次，根据主诉相应部位，结合中医辨证综合分析，运用"象思维"精简取卦。但是，任何方法都不是包治百病，都有其局限性，对一些疾病、一些患者治疗效果好，对另一些疾病、另一些患者效果就一般或无效，我们就需要仔细辨证和思考，切勿盲目施治。尤其对于一些重症、老年病患者更需深思熟虑！

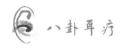
一、运用特点

1. 应用广泛

耳疗理论无论是全息理论还是八卦理论，皆为同理。全息理论是现代生物学家张颖清教授所提出来的，无处不全息，我们称之为结构全息；八卦理论是古圣贤根据万事万物的变化规律所提出来的，无处不太极，太极亦是宇宙最大的全息，包罗万象，我们称之为信息全息。例如，胃痛患者，一个是火烧样痛，一个是冷痛，首先确定病位，再根据其症状用易医的思维来加减卦位：火烧样的我们加之以坎水；冷痛的，温之以离火。治疗思路就是如此简单！八卦耳疗不但能治疗各种急、慢性痛证，还广泛用于内、外、妇、儿、神经、五官、皮肤等各科疾病。

2. 能治能防

八卦耳疗既能治病疗疾，又能防病养生。《黄帝内经》中论述了耳是肾、心之窍，与肾、肝胆、肺、心、脾胃等多个脏腑在生理、病理上都有关系；耳作为"宗脉之所聚"，与十二经脉、络脉、经别、经筋均发生直接或间接的联系。所以，运用八卦耳疗，不仅能治病，还能帮助改善我们的体质，增强免疫力，达到"正气存内，邪不可干"的状态。

3. 无副作用，简便易行

八卦耳疗是可以不通过任何药物，只刺激耳朵相应卦位治疗疾病的一种自然疗法，无毒副作用。如果选择用针灸治疗，谨记严格消毒，避免耳郭感染和晕针。另外，我们的耳朵无论春夏秋冬、白天黑夜，均充分暴露在外。因而，非常便于观察"未病""已病"以及手法操作。

二、施术方法

耳疗现在常用的有耳针疗法、耳豆疗法、按摩疗法、艾灸疗法、刮痧疗法等。只要掌握了八卦耳疗的知识，法无定法，施术者可在安全范围内自由发挥。

1. 找准落卦点

落卦点也就是卦区的异常点，包括红血丝、青筋、白点、红点、紫点、凹陷、凸起、脱屑、裂纹、痣等。如下图所示。

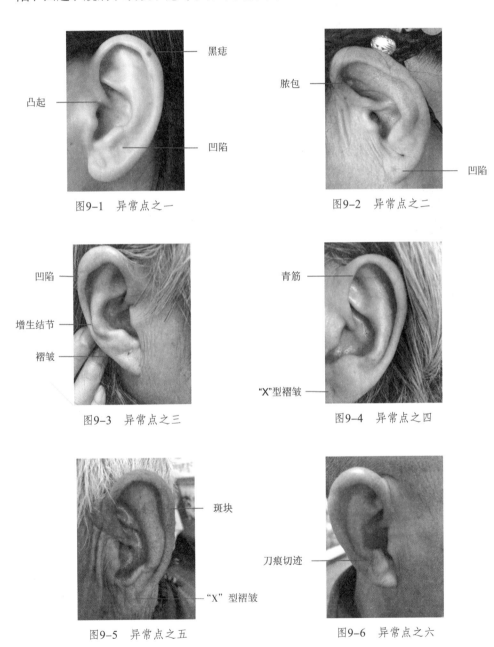

图9-1 异常点之一

图9-2 异常点之二

图9-3 异常点之三

图9-4 异常点之四

图9-5 异常点之五

图9-6 异常点之六

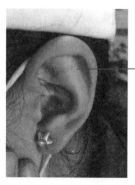
红血丝

图9-7 异常点之七

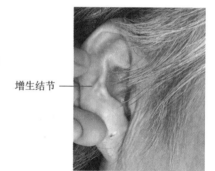
增生结节

图9-8 异常点之八

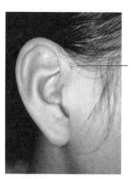
耳瘘，此处虽为先天异常点，但不在此处治疗，以免引起感染

图9-9 异常点之九

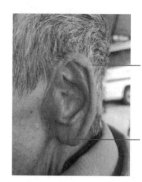
刀痕切迹

刀痕切迹

图9-10 异常点之十

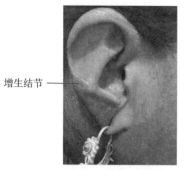
增生结节

图9-11 异常点之十一

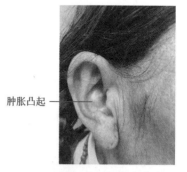
肿胀凸起

图9-12 异常点之十二

2. 与动气相结合

八卦耳疗临床运用中，尤其对于痛证患者，多让患者配合动气，使疗效倍增。例如：腰痛患者，在耳朵上施术"雷水解"卦位的异常点后，边按摩耳卦

边嘱咐患者配合活动腰部，让其细细感受疼痛的变化，不方便活动的可医生手法动气等，当有减轻的时候，可以稍做间歇再重复耳卦的刺激。大部分患者都能当场见效，少部分体质较差的，需要先培补正气（四正位或四隅位），正气提升，诸症缓解。

3. 与先天八卦数相结合

落卦后，在刺激相应卦位时运用"先天八卦数"的数字能量，例如：按摩刺激离卦时，可运用先天八卦数"3"的次数来按摩，如果数量不够，可再加上"8"，按摩 11 次。

4. 贴卦顺序

一般按照组卦思路的顺序。到进阶篇六十四卦，应用时均按照卦名的先后顺序，例如：水火既济就是先贴水再贴火，若先贴火再贴水组成的就是火水未济卦，卦意截然不同，效果天壤之别！

5. 疗程时间

八卦耳疗治疗疗程依据病程时间、病情的深浅而定，如急性病症，一次即可解决，无须按照疗程治疗。慢性病及重症患者一般连续治疗 5 ～ 10 个疗程，疗程中应根据病症的发展状态随证加减组方，方能效佳。耳贴一般 3 ～ 5 天更换一次，中间间隔 1 ～ 2 天。如用耳疗按摩，可每天施治，手法宜轻柔。

三、注意事项

1. 过敏者慎用。如果患者对治疗中使用的胶布有过敏的情况，可选择耳八卦区按摩或者艾灸、刮痧等代替。除此之外，如果患者还患有耳郭炎，那么也应该避免使用胶布贴豆。

2. 勤更换。如果治疗期间的天气比较热，那么就必须经常更换耳贴或耳针，既避免胶布脱落影响治疗效果，也避免出汗过多引起过敏。一般夏季 3 ～ 5 天，秋冬 5 ～ 7 天，根据实际情况，因人而异。

3. 慎重用药。在患者应用八卦耳疗期间，应该尽量避免服用镇定类、激素类药物，影响疗效。

4. 卦位宜精，手法宜柔。临床中患者说一个症状就贴一个卦的做法是不可取的，正确的做法是，全面了解情况后，综合分析，精简取卦。尤其是患者身

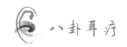
体比较虚弱或者年龄较大，更应减轻耳压治疗时的力度，减少耳贴或耳针的数量，避免过度刺激引起患者不适。如果患者的病症比较急，在治疗前应该做好医疗准备，确保在患者病发时及时采取应对措施。

5. 孕妇及月经期，无医学临床经验的初学者不宜操作。孕妇尤其是有习惯性流产者应慎用或禁用，以免造成流产、早产等。

6. 严重的心脏病、高血压、肝脏病、肾脏病、糖尿病、癌症患者和血小板减少患者，初学者不宜操作。

7. 饭后一小时和饭前半小时内，不宜按摩，以免伤害脾胃和影响疗效。

8. 治疗后一小时内严禁洗冷水澡和饮用冷水。

9. 如有症状加重现象要仔细辨证，判断是属于趋正反应还是病情恶化。

10. 外耳有破损，不宜操作，以免引起感染。

第十章 耳六十四卦

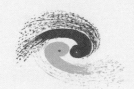

八卦耳疗中包含了《易经》的象、数和理，以象为主，以数为辅。耳六十四卦是在耳八卦的基础上强化"象思维"在临床中的运用，更具灵活性和实用性。

本章为八卦耳疗的进阶篇，必须要在基础部分充分掌握的情况下来学习，方能有所领悟和提高。

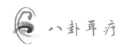
一、六十四别卦基础知识

八经卦和六十四别卦都来自《易经》,《易经》中谓"三爻为经","六爻为别",也就是说别卦是由两个经卦组成。

传说周文王被囚禁时,将先天八卦"因而重之",即通过重叠组合,使各卦由三个爻变为六个爻,推演成六十四卦。命之以名,顺之以序,并且逐卦加注了断语,也就是所谓的卦辞,称为六十四卦。

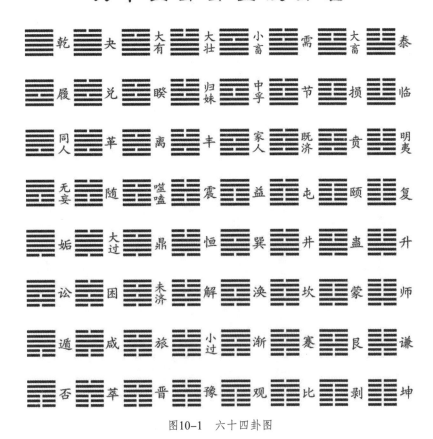

图10-1 六十四卦图

1.《周易》分上经三十卦及下经三十四卦

上经三十卦卦名是：乾、坤、屯、蒙、需、讼、师、比、小畜、履、泰、否、同人、大有、谦、豫、随、蛊、临、观、噬嗑、贲、剥、复、无妄、大畜、颐、大过、坎、离。

下经三十四卦卦名为：咸、恒、遁、大壮、晋、明夷、家人、睽、蹇、解、损、益、夬、姤、萃、升、困、井、革、鼎、震、艮、渐、归妹、丰、旅、巽、兑、涣、节、中孚、小过、既济、未济。

2.六十四卦按照一定顺序排列

为便于学易者记忆卦序，朱熹《周易本义》载《卦名次序歌》曰：

乾坤屯蒙需讼师，比小畜兮履泰否。
同人大有谦豫随，蛊临观兮噬嗑贲。
剥复无妄大畜颐，大过坎离三十备。
咸恒遁兮及大壮，晋与明夷家人睽。
蹇解损益夬姤萃，升困井革鼎震继。
艮渐归妹丰旅巽，兑涣节兮中孚至。
小过既济兼未济，是为下经三十四。

3.六十四卦基本爻位法则

《周易》古经六十四卦中每一卦画都有六行，每一行叫一爻。六爻自下向上分别是：初爻、二爻、三爻、四爻、五爻、上爻。由阴阳组成，阳用九表示，阴用六表示。依照自下而上的顺序，凡阳爻，其爻题各为"初九""九二""九三""九四""九五""上九"；凡阴爻，其爻题则各为"初六""六二""六三""六四""六五""上六"。以图10-2、10-3、10-4为例。

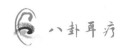

周易第1卦：乾为天

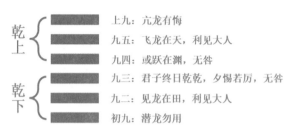

乾上 { 上九：亢龙有悔
九五：飞龙在天，利见大人
九四：或跃在渊，无咎

乾下 { 九三：君子终日乾乾，夕惕若厉，无咎
九二：见龙在田，利见大人
初九：潜龙勿用

图10-2　乾卦

周易第2卦：坤为地

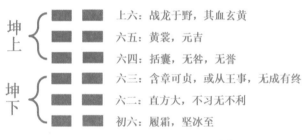

坤上 { 上六：战龙于野，其血玄黄
六五：黄裳，元吉
六四：括囊，无咎，无誉

坤下 { 六三：含章可贞，或从王事，无成有终
六二：直方大，不习无不利
初六：履霜，坚冰至

图10-3　坤卦

周易第11卦：地天泰

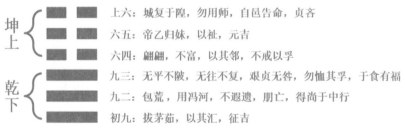

坤上 { 上六：城复于隍，勿用师，自邑告命，贞吝
六五：帝乙归妹，以祉，元吉
六四：翩翩，不富，以其邻，不戒以孚

乾下 { 九三：无平不陂，无往不复，艰贞无咎，勿恤其孚，于食有福
九二：包荒，用冯河，不遐遗，朋亡，得尚于中行
初九：拔茅茹，以其汇，征吉

图10-4　地天泰卦

二、耳六十四卦详解

1.乾为天

【卦名】天，为君的道。

【卦意】创始万物，万物之根源。具有刚健、正直、纯正等特性。但过刚而柔不及，过于坚持原则而不善变通。

【象思维】上乾下乾，纯阳卦。其象为"高高的天空、圆圆的物体（天圆地方）、坚实的物体、贵重物品、古董、人的头、骨骼、脊柱"等。

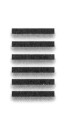
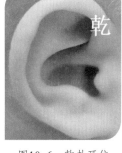

图10-5　乾卦　　　图10-6　乾卦耳位

【主治】头脑疾病、骨骼疾病、腰背疾病、大肠疾病等。（此处上下卦相同，为纯阳之卦，运用方法与八卦的乾相同。）

特别提醒：卦象内容源于自然，取之自然，需结合八卦基础知识灵活展开，举一反三！以上举例仅为部分参考内容。

2.坤为地

【卦名】地，就是资生万物。

【卦意】资生万物，承载万物，具备无穷的德行。地服从天，顺从天，柔顺地遵循天的法则。安静地谨言慎行，故行动要方正，要切记"福生于一小善，祸起于一小不善"。

【象思维】上坤下坤，纯阴卦。其象可为"大地，柔软的物体，腹部、子宫（孕育胎儿的土地）、肌肉"等。

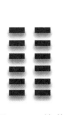

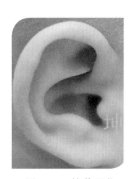

图10-7　坤卦　　　图10-8　坤卦耳位

【主治】脾胃疾病、腹部疾病、四肢肌肉疼痛等。（此处上下卦相同，为纯阴之卦，运用方法与八卦的坤相同。）

3.水雷屯

【卦名】屯的意思就是盈满、屯聚、万物始生而又非常脆弱，处事艰难。

【卦意】万事在初始的萌芽阶段，虽然充满生机和希望，但必须小心谨慎而又不畏艰难，意志坚定，祥和纯正，就能万事亨通。上坎下震，水向下流，树往上升，是有交感的。树木长在水里，要长出来是非常艰难的。

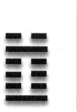 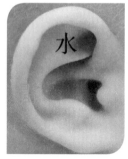

图10-9　水雷屯　图10-10　水雷屯耳位

【象思维】上坎下震。木得天雨而沐之，或雷雨交加，有面对困难而思慎之象。其象还可为"肝腹水"，"肝病"（坎为险陷），"足病"（震为足），"脑病"（震为肝，将军之官，行动之统帅，且与乾卦别通）等。

【主治】肝肾疾病、筋骨疾病、头部疾病、眼疾等。

4.山水蒙

【卦名】蒙的意思就是蒙昧、幼稚、启蒙、教育。

【卦意】人处在幼稚、蒙昧的阶段，就必须接受教育，不断丰富自己的知识宝库。上艮下坎，内为阴险外遇止或内为聪明有智慧外遇止，无论从正面说还从反面说，其行动都会受到限制故称为幼稚、蒙昧。

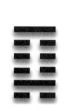 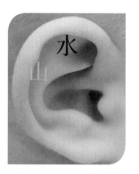

图10-11　山水蒙　图10-12　山水蒙耳位

【象思维】山下有水，山下有险，有险陷而不定，复杂而显著之象。其象还可为"输卵管阻塞"（坎为生殖泌尿），"肾结石"，"尿道结石"，"胃有病"（艮为胃，坎为险），"鼻有病"（艮为突出，取象为鼻）等。

【主治】遗尿、遗精、早泄、崩漏、渗出性胃炎、膝关节积液等。

5.水天需

【卦名】需的意思就是需要、期待。

【卦意】"前方"有险，不能茫然冒进，应该等待时机的到来，方可成就事业。上坎下乾，内为刚强正义，外遇险陷，需要等待时机；也可以看作是内为刚强正义，外为聪明智慧，刚强正义而又聪明智慧的人做事是亨通的。

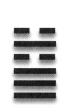 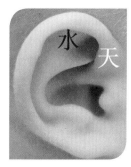

图10-13 水天需 图10-14 水天需耳位

【象思维】上坎下乾。水往下流，天气向上升，能够互相感应。其象可为"天上下雨"，"天空乌云密布"，"天寒地冻"，"头被雨淋"（乾为头，坎为水），"父亲头上有病"（乾为父），"满头雾水"，"大肠有病"，"灌肠"（往大肠灌水）等。

【主治】便秘、腰背疼痛、高烧等。

6.天水讼

【卦名】讼的意思就是争讼。

【卦意】人不能过于刚强好胜，内心聪明外又刚强的人，喜欢逞强，易招争讼，谨慎小心才会吉祥。上乾下坎，坎为险在内，事情出在内部，内部有阴险之人；但坎又主智慧，要战胜小人，就得用"智取"而不能强攻。

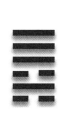 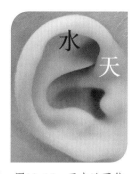

图10-15 天水讼 图10-16 天水讼耳位

【象思维】上乾下坎，天气向上升，水往下流，故无法感应。其象可为"天在下雨"，"头脑聪明"（肾生髓通脑），"头脑有疾"（坎为险），"颅内出血"（坎为肾主精，精血同源），"大肠有疾如腹泻"，"脑神经疾病"（肾主髓通脑，乾为头，与肝别通，主情志）等。

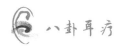
【主治】肾虚、耳鸣、骨病、头脑疾病等。

7.地水师

【卦名】师就是众多、兴师动众、出征战争的意思。

【卦意】要夺取战争的胜利，就必须坚守正义，纯正，依靠人民。上坤下坎，土气往下沉，水是往下流，二者有互相追随的意思，因而能感应。但水在地下，无法浇灌大地上的万物，这又可看作不能交感。水主聪明被藏在里面，可比喻为有志难伸。当然，从另一方面看，水为陷险，内部存在着危险，要时刻警惕。

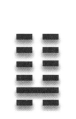 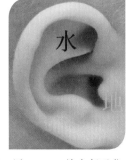

图10-17　地水师　图10-18　地水师耳位

【象思维】上坤下坎。师卦，表示地下藏水、矿泉水、地下河水。其象可为"地下水多"，"地下很暗"，"烂泥坑"，"满腹坏主意"（坎为肾，主黑，腹部有黑水、坏水），"腹水"，"妇科病"（坤为母亲，为腹部），"盆腔积液"，"脾胃有病"等。

【主治】肾病、水肿、积食、大便溏泻、盆腔积液等。

8.水地比

【卦名】比就是比较、相亲相辅、择善依附的意思。

【卦意】比即互帮互助，互相依靠，"地得水而润，水得地而流"。领导关心群众，群众支持拥护领导。上坎下坤，土气往下沉，水是往下流，二者有互相追随的意思，水流入地下，而滋润大地的万物，因而能感应。

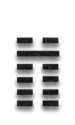 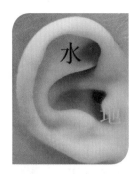

图10-19　水地比　图10-20　水地比耳位

【象思维】上坎下坤。表示地上有水渗透，辅助互比，亲善帮助。其象可为"水漫大地","水田","腹部有疾病"（坎为险），"母亲有病"（坤为母）等。

【主治】胃火甚、口黏口臭，口唇干燥、便秘等。

9.风天小畜

【卦名】小畜的意思就是小的畜积，力量有限，不能有大的作为的。

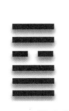

【卦意】风起云聚，阴天还不会下雨。"密云不雨"是说还在进行中，抱负还没有施展。故畜积不足，力量有限，稍作停顿修整、

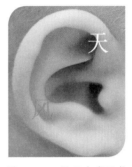

图10-21　风天小畜　图10-22　风天小畜耳位

充实，待时机一到，全力以赴，定能实现心中的抱负。上巽下乾，风和天都是"气"向上升，同一方向，能够感应。内刚强正义，外柔顺谦逊，刚强正义而又柔顺谦逊的人是亨通吉祥的。

【象思维】上巽下乾。表示天上起风，满天风云，强健如顺风而行，积少成多。其象可为"天上刮风"，"胆大"（乾为刚健），"头受风"，"中风"等。

【主治】中风后遗症、腰腿足风湿之证、坐骨神经痛、神经衰弱、脑鸣、耳鸣、眩晕等。

10.天泽履

【卦名】履的意思就是履行、实践、慎行。

【卦意】圆而有缺损，刚中有险，做事宜小心、谨慎，做到有备无患。上乾下兑，天气上升，泽水下流，不能感应，但具备外刚而内柔，柔顺而又刚强，内心喜悦外又刚强的特性因而是有惊无险。从爻象看，一个阴

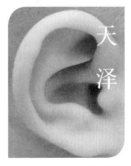

图10-23　天泽履　图10-24　天泽履耳位

爻在中间，心中总觉得"缺少"什么，"小人"进入核心部位时刻都存在危险。

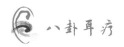
【象思维】上乾下兑。乾为父，兑为少女，老少配、不利婚，有破损变故之虑。其象可为"天下不平"（兑上缺），"天在下小雨"，"说一不二"（兑为说），"大肠中有溃疡"，"颅内积水"（兑为泽）等。

【主治】呼吸系统疾病、结肠炎、便秘等。

11.地天泰

【卦名】泰就是安泰康乐、太平盛世的意思。

【卦意】上地下天，老父配老母正配，天地交感有情；天创始万物，地资生万物；天自强不息，地厚德载物，具备了天地之道的最大美德。上坤下乾，地"重"要由上往下降，天"轻"要由下往上升，互相感应。这样，才不会背离，而能密切交合，形成阴阳沟通的安泰现象。

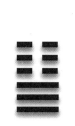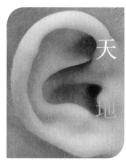

图10-25　地天泰　图10-26　地天泰耳位

【象思维】上坤下乾。天地之气相交，万物通。其象可为"地下尽是黄金、古董、宝贝"，"腹部坚硬"，"头上肿包"等。

【主治】消化系统、呼吸系统疾病，高血压、头晕、头痛、颈腰椎疾病，久病、重症等。

12.天地否

【卦名】否的意思就是闭塞不通、黑暗。

【卦意】天地不交、背离，因而闭塞不通。象征意见隔阂，相互排斥，小人当权，君子被排斥于外，国家有等于无。上乾下坤，天气上升，地气下降，无法感应，故闭塞不通。内柔外刚，内心虽然柔顺，但外面过于刚强，使人难于接受，故难于沟通。

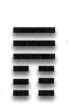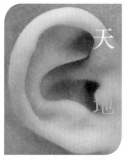

图10-27　天地否　图10-28　天地否耳位

【象思维】上乾下坤。天清在上，地浊在下，天地之气不相交。有闭塞不通、阻隔、事不顺畅之象。其象可为"天高地厚"，"天上地下，永不相交"。

【备注】尽量不用。

13.天火同人

【卦名】同人就是集结、和同、人人和谐相处的意思。

【卦意】上乾下离，乾为天为明，离为火为光明，与天相同，故为"同人"。"心明眼亮"，刚健、纯洁、正直的德行。上乾下离，天气、火烟都是向上升的，具有相同之道，故是互相感应的。

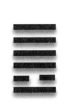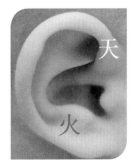

图10-29　天火同人　图10-30　天火同人耳位

明智而刚强、离火附着刚强的天，故越发光明。人人光明磊落，和谐相聚，必能一切亨通。

【象思维】上乾下离。日挂中天，天日同照，照耀着天下旷野万物，表示志同道合，人相亲近，为人友好。其象可为"天下着火"，"火光冲天"，"阳光普照"，"父亲有心病"，"心肠很硬"，"脑内出血"（心主血脉），"脑膜炎、大肠炎"等。

【主治】中风后遗症、头面疾病、心脑血管疾病、大小肠疾病等。

14.火天大有

【卦名】大有就是大有收获、有伟大的事业。

【卦意】"和同即能大有，大有促进和同"。虚心与人和同，万民必然归顺，从而就大有收获。上离下乾，天气、火烟都是向上升的，具有相同之道，故是互相感应的。内为乾为光明正大，外

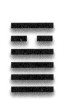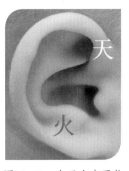

图10-31　火天大有　图10-32　火天大有耳位

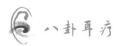

为离火为光明，同为光明，"和同即能大有"也。内心光明正大，外面红红火火，此为祥兆也！

【象思维】上离下乾。火在天上，满天霞光，表示富有，众多，大有收获。其象可为"天上出太阳"，"发烧"（乾为头），"艾灸头部"，"艾灸大肠"，"督脉灸"等。

【主治】大小肠疾病、寒性腹泻、风寒头痛等。

15.地山谦

【卦名】谦的意思就是为人谦虚、谦让。

【卦意】内心抑止，外表柔顺，就是谦虚，因而能够亨通。上坤下艮，山上有层厚厚的土，有利万物生长。柔顺、善良的人，站得再高也是亨通的。

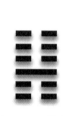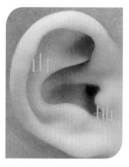

图10-33　地山谦　图10-34　地山谦耳位

【象思维】上坤下艮，是高者在下的卦象。表示恭敬合礼，屈己下人，退让而不自满，谦虚退让，轻己尊人。其象可为"地中藏有矿石财富"，"腹部硬块"（艮为山石），"脾升胃降"等。

【主治】脾胃疾病、脂肪瘤、乳腺增生、四肢肌肉疼痛等。

16.雷地豫

【卦名】豫的意思就是喜悦、和乐。

【卦意】平地惊雷，万物苏醒，怎么不喜悦、和乐呢？上震下坤，内心柔顺、善良的行动是喜悦、和乐的。

【象思维】上震下坤。平地一声雷，或春雷一声，震惊百里，惊天动地。其象可为"大地出青龙"，"运动场"，"地上有树林"，"肝囊肿"，"肌肉跳动"（脾主肌肉，震主动）等。

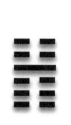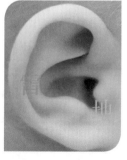

图10-35　雷地豫　图10-36　雷地豫耳位

【主治】消化系统疾病、四肢倦怠、脂肪肝等。

17.泽雷随

【卦名】随的意思就是随从、随和。

【卦意】上为泽下为雷，打雷下雨
互相随和。你对他人虚心随和，他人也
会这样对你，当然任何事都能成功。上
兑下雷，泽水往下流，雷在泽中响，也
能互相感应。泽为西、为秋，雷为东、
为春，相互对应。

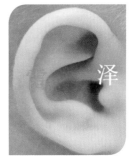

图10-37 泽雷随 图10-38 泽雷随耳位

【象思维】上兑下震。上口说，
下行动，表示言出必行，言行一致，怒吼争吵。其象可为"肝脏手术外伤"
（兑为金属伤），"腿足有外伤"，"敢说敢干"，"雷阵雨"，"伐木"，"随说随
动"等。

【主治】中风后遗症、抑郁症、自闭症等。

18.山风蛊

【卦名】蛊的意思就是腐败、煽
动、蛊惑。

【卦意】在安乐的时期，要防止
腐败，一旦发现腐败，就要坚决革除，
绝不手软。上艮下巽，上为山、下为
风，风上升，山土下沉，可以交感；
但外刚内柔，与外界不能很好地沟通。

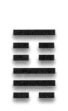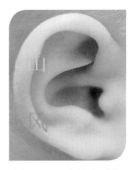

图10-39 山风蛊 图10-40 山风蛊耳位

【象思维】上艮下巽。山下有风，
风被山阻止不流通，空气闭塞。其象可为"山下刮风"，"风湿性关节炎"（艮
为关节），"胆结石"，"胃胀气"，"神经受压迫"等。

【主治】四肢风痛、多动症、痛风、风疹等。

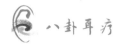

19.地泽临

【卦名】临的意思就是临近、亲临、喜临、来临。

【卦意】内为喜悦，外为柔顺，有这样好的心态，心愿必能达成。上坤下兑，上为地，下为泽水，地和水都是一个方向往下沉降，可以看做能够感应；但水无法浇灌大地之万物，故又是不通之象。

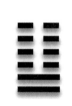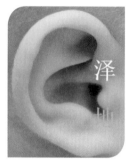

图10-41　地泽临　图10-42　地泽临耳位

【象思维】上坤下兑。地下有洞穴，有泉涌。表示喜悦，亲自参与，以上抚下，以尊莅卑，聚众美德于一身。其象可为"温顺的少女"，"母女情深"，"地下有水坑"，"腹膜炎"等。

【主治】肺气虚弱、咳嗽、哮喘、皮肤过敏、口腔溃疡、腹部手术伤等。

20.风地观

【卦名】观的意思就是观看、观望、临观、仰视、观赏。

【卦意】观察、观望、等待，风在地上吹，遍及万物，有"调查研究"之意。上巽下坤，上下都是柔顺、谦逊，应该是亨通的。但巽风上升，地土下降，不能感应。

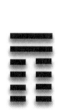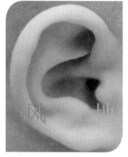

图10-43　风地观　图10-44　风地观耳位

【象思维】上巽下坤。风行地上，和风轻拂大地。其象可为"姑娘在地上观看花草"，"地上刮风"，"地上种满了花草、树木"，"肚子受风"，"胆结石"等。

【主治】眼目疾病、肩周炎、消化系统疾病等。

21.火雷噬嗑

【卦名】噬嗑的意思就是上下颚咬合、咀嚼、咬碎东西、刑罚。

【卦意】就事物总体而言，是亨通的。但中间遇到障碍，只要排除障碍，就能亨通。上离下雷，木上着火较难燃烧起来，不能很好地沟通；心里想得明明白白，但行动起来却很费力（木被

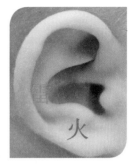

图10-45 火雷噬嗑 图10-46 火雷噬嗑耳位

火泄）。从爻象看，九四阳爻在中间，好像一个土坝阻住了两头，因此，必须排除障碍，才能上下沟通。

【象思维】上离下震。火得木生，电（火）闪雷鸣。其象可为"红光满面的长男"，"电闪雷鸣"，"暴跳如雷"，"晴天霹雳"，"性急暴躁"，"肝火上亢"等。

【主治】下颌关节炎、中风面瘫、舌僵不语、抑郁症、自闭症等。

22.山火贲

【卦名】贲的意思就是装饰，修饰，美化。

【卦意】"火烧山"，看似一片光明，实际也只是"装饰"罢了。也可以看作是"虚景"，就是好，也不会有什么大的好处，不能担当大任。上艮下离，内明外止，光明无法向外发射，有也是无，只是一种装饰而已。

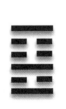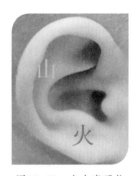

图10-47 山火贲 图10-48 山火贲耳位

【象思维】上艮下离。山下有火，万物披其光彩。其象可为"落山的太阳"，"胃炎"，"胃出血"，"心脏停止跳动"，"胸闷"，"关节炎"，"鼻炎"，"手红"等。

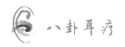
【主治】自汗、盗汗、崩漏、面部过敏等。

23.山地剥

【卦名】剥的意思就是剥落、侵蚀。

【卦意】内顺外止，意为不能积
极行动，该隐则要隐；上艮下坤，山
地一体均为土，能够交感；但土性过
重显得"太静"没有生气。从爻象
看，一个阳爻高高在上，被众多小人
排挤在外，时时都有掉下来（剥落）
的可能；从另一个方面来看，一个阳
爻好像一个火车头，拉着众多车厢，
"负担"非常重。

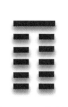
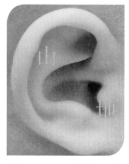

图10-49　山地剥　图10-50　山地剥耳位

【象思维】上艮下坤。高山附地，高附于卑，刚阳剥落。表示剥掉，损伤，
另有下肢疲软无力摔伤之象。其象还可为"居高临下"，"胃息肉"（胃里长
肉），"胃癌"（胃气将绝）等。

【主治】青春痘、痤疮、肥胖、闭经、肿瘤、结石等。

24.地雷复

【卦名】复的意思就是反复、复兴、恢复、初兴。

【卦意】"内动外顺，破土而出"，出入无碍。上坤下震，上地下雷，雷在
地下，内心想动，外面却是土地，因此若要动起来，就得突破这层土，意为要
实现你的愿望，就需要付出很大的力
气。从爻象看，一个阳爻在底下，上
面被五个阴爻所压，可见困难是很
大的。

【象思维】上坤下震。雷在地中，
一阳复起，阳刚始生，万物亨通。其
象可为"地龙"，"地震"，"腹部肠
鸣"，"胎动"，"肌肉跳动"，"多动

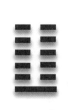
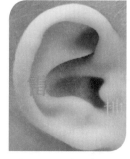

图10-51　地雷复　图10-52　地雷复耳位

症"等。

【主治】便秘、面瘫、骨骼错位等。

25.天雷无妄

【卦名】无妄的意思就是虚妄、得意忘形。

【卦意】天的下面有雷在动，是阴阳相合，创生万物。上乾下雷，雷声再大，也走不出天外，可比喻为受闷气、不会有大的动作、大的作为，想动却有大人物压着你，总的来说就是：有思维、有想法、有行动，但"欲动则不能"。

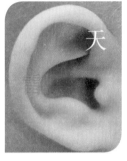

图10-53　天雷无妄　图10-54　天雷无妄耳位

【象思维】上乾下震。天下雷行，晴天霹雳。其象可为"天下大乱"，"惊天动地"，"光打雷不下雨"，"脑神经有病"（肝主情志），"无止尽砍伐树木"，"肝硬化"（乾为硬化）等。

【主治】头脑疾病、肝病、大肠病等。

26.山天大畜

【卦名】大畜的意思就是大的畜积、大的力量。

【卦意】内刚外健而止，在该停止的时候停止，同时，上为山，下为天，都具备大有畜积的象征。上艮下乾，山土下降，天气上升，能够感应。上为山下为乾为金银财宝，山下藏着金银财宝。

【象思维】上艮下乾。登高山而纵观天下事。大莫若天，止莫若山，乾为进，艮为止，不让前进，时时存蓄，表示长时间的等待。其象可为"金属矿山"，"山里藏着宝贝、古董"，"肠梗

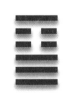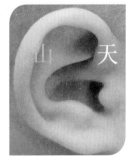

图10-55　山天大畜　图10-56　山天大畜耳位

阻"，"椎间盘突出、增生"（乾为脊椎骨）等。

【主治】肠胃疾病、骨质增生、腰背疾病、晕车、阳明头痛等。

27.山雷颐

【卦名】颐的意思就是颐养、养生、养育。

【卦意】颐即养也，天地养育万物；下雷上山，春雷震动，草木萌芽生长，需要养育。上艮下震，山下打雷，震动草木萌芽生长。内动外止，欲动则不能。

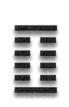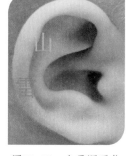

【象思维】上艮下震。大离卦，二阳爻在外，外实内虚，外刚内柔，外强中干。表示停止行动，停止思想，蕴动的火山。其象可为"高山下有大树"，"静养"（止动）等。

图10-57　山雷颐　　图10-58　山雷颐耳位

【主治】乳腺增生、下颌关节炎、多动症、腰腿疾病、手足疾病等。

28.泽风大过

【卦名】大过的意思就是大大地超过，大的过失。

【卦意】上泽下木，木被水淹，是不寻常的象征，故为大过。大过卦是个大坎卦，有大的危难、大的陷阱、大的过失，要渡过这关，必须要有柔顺、喜悦的心情。泽水往下流，巽风向上升，能够感应。同性相克，木又在泽中，凶多吉少。从爻象看，中间四个阳爻，上下各一个阴爻，这样，就形成双方嘴朝外、背靠背，怎么也"谈不拢"的局面。也可以看作双方都"过头了"。还可以看作内外都被小人把守着，正人君子夹在中间受气。

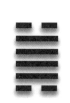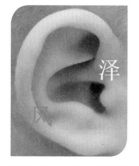

图10-59　泽风大过　　图10-60　泽风大过耳位

【象思维】上兑下巽大坎卦。二阴爻在外而虚，断折，大过则事物颠倒，有大灾险。出风头而致口舌官非。其象可为"姐妹吵架"，"胆手术伤"，"股骨外伤"，"褥疮"（股骨皮肤破损）等。

【主治】股骨外伤、褥疮等。

29.坎为水

【卦名】坎的意思是陷境、重重险难、大智慧。

【卦意】意为重重险难，一片黑暗。但水又主智，故又可看作有大的智慧。因而，要战胜重重险难，就要用大智慧。

【象思维】重坎八纯卦。坎卦为二坎相重，阳陷阴中，险陷之意，险上加险，重重险难。险阳失道，渊深不

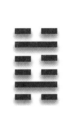 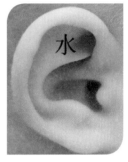

图10-61　坎卦　　图10-62　坎卦耳位

测，水道弯曲，历程曲折坎坷。其象可为"大海"，"大江大河"，"大雨"，"黑暗"，"液体物"，"流通渠道"，"险上加险"，"大水滔滔"等。

【主治】生殖泌尿系统疾病、血液病、头脑疾病、骨病等。

30.离为火

【卦名】离的意思就是明亮、太阳、温暖、美丽、附着的。

【卦意】离卦中爻为阴，好像是空心物，即空虚，空虚就要附着他人（物），故又有依赖、附着的特性。上下均是离火，由两个代表光明的离卦组成，象征无限光明。

【象思维】重离八纯卦。离明两重，光明绚丽，火性炎上，依附团结。其象

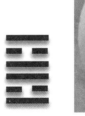 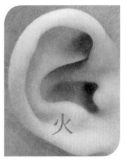

图10-63　离卦　　图10-64　离卦耳位

可为"大火球"，"火辣的太阳"，"电"，"心明眼亮"，"火气大"，"急急忙忙"，

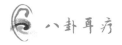

"高血压"等。

【主治】头面疾病、心脏疾病、血液疾病、眼疾、畏寒肢冷、抑郁症等。

31.泽山咸

【卦名】咸的意思就是感应、交感。

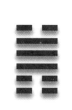
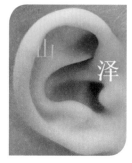

【卦意】上泽下山，泽水向下渗透，山土吸收泽水而滋润，因而相互感应而沟通。少女遇少男，一见钟情，相互感应，结为夫妇。天地感应生成万物，君民感应天下太平。上兑下艮，内刚外柔，容易和人沟通。

图10-65 泽山咸 图10-66 泽山咸耳位

【象思维】上兑下艮。山上有泽，泽性下流。其象可为"金属矿山"，"高山上的矿泉水"，"少女在讲台上演说"，"鼻子上有缺口"，"胃上动过手术"等。

【主治】胃热炽盛、消谷善饥、口干、大便秘结、牙疼等。

32.雷风恒

【卦名】恒的意思就是永恒、持久。

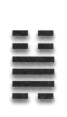
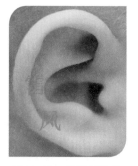

【卦意】上雷下风，互相助长，雷乘风而行，风因雷而升，故能恒久，雷风相互摩擦、追逐，能够感应。上为长男下为长女，阴阳正配；但从爻象来看，中间都是阳爻，上下是阴爻，双方背靠背，嘴朝外，在闹别扭。

【象思维】上震下巽。雷动风散，阴阳和合。其象可为"打雷刮风"，"雷击草木"，"摇摇晃晃"，"肝胆相照"等。

图10-67 雷风恒 图10-68 雷风恒耳位

【主治】乳房胀痛、月经不调、肝胆疾病、腿足疾病、抑郁症等。

33.天山遁

【卦名】遁的意思就是逃亡、退避。

【卦意】当退则退，才能亨通。君王站在高高的山顶上，再前进就是"下山"了，即退避。上乾下艮，天气向上升，土气往下降，不能感应。艮为高山，任何事物到顶了，都是要退的。

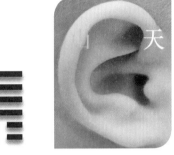

【象思维】上乾下艮。遁卦，天高于上，天下有山，山止于地，远山人藏，遁山不进，退避隐匿。其象可

图10-69　天山遁　图10-70　天山遁耳位

为"顶天立地"，"肌肉僵硬"，"思维停滞"，"大肠不蠕动"，"大肠癌"（艮为山石，硬化），"脑瘤"等。

【主治】腰背疾病、骨质增生、椎间盘突出、痔疮、妇科疾病等。

34.雷天大壮

【卦名】大壮的意思就是阳气强盛，积极有所作为。

【卦意】下面四阳爻逐步向上发展壮大，故为大壮。下卦乾纯阳刚健，上卦震好动，刚健又有行动，声势壮大，所以壮盛。上震下乾，内为天为正义，外想动，正义的想法和行动，必然会有大的壮举。

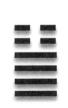
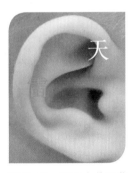

图10-71　雷天大壮　图10-72　雷天大壮耳位

【象思维】上震下乾。雷行于天，强盛壮大。其象可为"一鸣惊人"，"天上打雷不下雨"，"唤醒大脑"，"胆大"等。

【主治】头脑疾病、筋骨疾病、便秘、发育迟缓、阳痿早泄等。

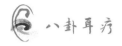

35.火地晋

【卦名】晋的意思就是前进、晋级。

【卦意】上卦为太阳，下卦为大地，大地及地上的万物都依附着太阳。象征臣依附着君，晋见天子，汇报工作，而得到晋级。上离下坤，内心柔顺、厚道，行动又光明正大，前进是非常顺利的；阳光照曜大地，地上万物苗壮成长。

【象思维】上离下坤。离日自照，晋升上进。其象可为"白天"，"太阳照耀大地"，"红色土地"，"温暖母亲"，"温煦腹部"等。

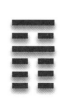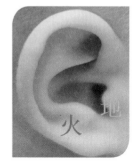

图10-73 火地晋 图10-74 火地晋耳位

【主治】脾胃虚寒、烦躁、贫血、发烧、寒性腹泻、食物过敏等。

36.地火明夷

【卦名】明夷的意思就是光明陨落，光明消失，黑暗，灾难，乱世。

【卦意】太阳沉没于地下，象征光明受到伤害。上坤下离，土下降，火上升，能感应。光明（明智）被土所埋，无法发挥其才能；心被土淹，意为心灵受到伤害。

【象思维】上坤下离。明入地中，晦暗之象。太阳淹没在坤地之下，大地黑暗，有失明之

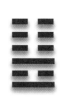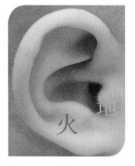

图10-75 地火明夷 图10-76 地火明夷耳位

象。其象还可为"太阳下山"，"母亲内心温暖"，"肠胃火烧样"等。

【主治】高血压、痛经、寒性腹泻等。

37.风火家人

【卦名】家人的意思就是一家人，同道。

【卦意】内卦为离、为光明，外卦为巽、为柔顺、谦逊。内心明智，外表又柔顺、谦逊，故能一家人和和气气。上巽下离，木在火上燃烧又有风助，必定越烧越旺，上下交感，红红火火，亲亲热热。

【象思维】上巽下离。风助火势，表示一家之人，团聚于内；风驰电掣，风散火易熄。为喜庆，文明，和乐富有之家。其象可为"风风火火"，"篝火晚会"，"肝胆炎症"等。

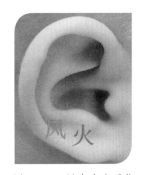

图10-77　风火家人　图10-78　风火家人耳位

【主治】心肌缺血、畏寒肢冷、健忘等。

38.火泽睽

【卦名】睽的意思就是目不相视、违背、背离、瞧、看、观察、观望等。

【卦意】内为喜悦外为明智，为明智的喜悦。但离为空，兑为缺，离火附在有缺的物体上，故还是不够完美，有缺憾；一为中女，一为少女，两个女人在一起，同性相斥，互相背离。上离下兑，上卦为离为火，下卦为兑为泽。火焰向上烧，泽水往下流，两者无法沟通、感应，因此，是背离、不和谐的。

【象思维】上离下兑。火炎于上，泽睽地下，二女同居，其志不同，有火水未济之象。其象可为"说空话"（离中虚），"呼吸道炎症"，"心脏瓣膜缺损，关闭不全"（兑上缺），"眼窝内陷"等。

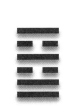
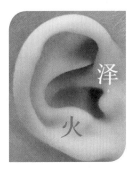

【主治】肺寒咳嗽、鼻炎等。

图10-79　火泽睽　图10-80　火泽睽耳位

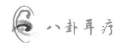
39.水山蹇

【卦名】蹇的意思就是灾难、困难、停止不前。

【卦意】外为坎，为水为险陷；内为艮，为山为止。明知外面有险陷，就应该停止，不能再前进，这就是智慧。上坎下艮，水、土之气均是往下降，有相随交感。水涨到高山上去了，是多么大的灾难呀，当然是停止不能前进；从另一个角度看高山流水是多么漂亮的景观呀。上为水，下为山，阻止水往下流。

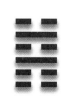 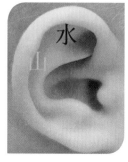

图10-81 水山蹇 图10-82 水山蹇耳位

【象思维】上坎下艮。其象可为"高山流水"，"输卵管阻塞"，"肾结石"，"尿道结石"，"山体滑坡"，"胃有病"等。

【主治】腰背疾病、胃热炽盛、手足关节疾病等。

40.雷水解

【卦名】解的意思就是缓解、解除、解决、解脱、瓦解。

【卦意】外为震为动，内为坎为险。意为走出陷阱，解除困难。下为坎为水，上为震为雷，冬去春来雷雨惊醒万物，种子破壳而萌动，也象征着解除困难。上雷下雨，雷雨相伴，互相交感。

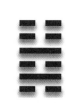 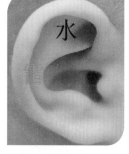

图10-83 雷水解 图10-84 雷水解耳位

【象思维】上震下坎。表示雷雨交作，阴阳和畅，百物松懈泽润，"雷雨动，万物生发"。其象可为"东海"，"雷雨交加"，"肝腹水"，"足有病"，"脑神经有病"，"大肠有病"等。

【主治】腰腿疾病、腹股沟疼痛、筋骨疼痛、脚踝扭伤等。

41.山泽损

【卦名】损的意思就是减少、损失。

【卦意】上为艮为土，下为兑为泽。泽水往下渗透，山体滑坡，故为损。卦象上有少男少女"接吻"之象，但由于是少男少女，还未到成婚期，故对双方都可能造成损失，内心喜悦外为止，高兴不起来。

【象思维】上艮下兑。山下有泽，山高泽深。其象可为"金属矿山"，"山下出泉水"，"鼻子下有缺"，"欲言又止"，"胃溃疡"，"肺癌"，"呼吸困难"等。

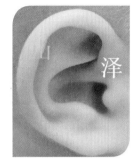

图10-85 山泽损　图10-86 山泽损耳位

【主治】咳嗽、鼻塞、扁桃体肿大、积食、痛症、打鼾等。

42.风雷益

【卦名】益的意思就是增多、受益。

【卦意】内卦为震为动，外卦为巽为柔顺。顺从道理而行动，那就必然会有增益。上巽下震，风雷相互摩擦、追逐，能够感应。心里想动，外又柔顺、谦逊，柔顺、谦逊的行动是有益的；外为阳爻内为阴爻，也是"接吻"之象，加上长男配长女，阴阳正配，相互交感，当然对双方都是有益的。

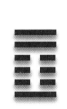
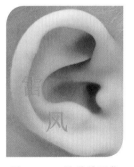

图10-87 风雷益　图10-88 风雷益耳位

【象思维】上巽下雷。风雷激荡，其势愈强，雷愈响，风雷相互助长，交相助益。其象可为"刮风打雷"，"风吹树木摇晃"，"性急"，"肝风内动"，"腿足受风"等。

【主治】风湿、痛风、肝胆疾病、腿足疾病等。

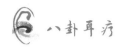

43.泽天夬

【卦名】夬的意思就是决去、决裂、决断,断绝、果断、切断等。

【卦意】一个阴爻(小人)高高地站在君王的头上,应当机立断,将其除掉。上兑下乾,泽水往下流,天气向上升,互相感应。天上下雨,惠泽天下。内心刚强,外面喜悦快乐,这种性格与他人的亲和力强,对自己非常有利。

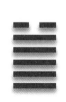
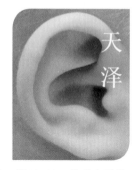

图10-89　泽天夬　图10-90　泽天夬耳位

【象思维】上泽下乾。泽上于天,高天飞云。其象可为"天空下着小雨","惠泽天下","缺钱"(乾为金),"说话不圆满","头部有伤口","囟门关闭不全","肠瘘","大肠手术","往大肠灌水"等。

【主治】大肠疾病、痔疮、咽喉炎、便燥等。

44.天风姤

【卦名】姤的意思就是相遇、遭遇、沟通、命令。

【卦意】一个阴爻(小人)渗入到内部,随时都有危险,有不祥之兆。上乾下巽,乾与巽都是向上的,故能够相随感应。内柔外刚,风虽然行于天下,但还是行不出天外。

【象思维】上乾下巽。天下起风,阴渐长盛,柔遇刚则壮。其象可为"天下刮风","风行天下","伐木割草","思维跳跃","脑内中风","肠鸣","脑鸣"等。

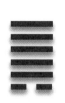
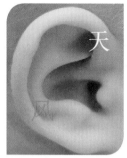

图10-91　天风姤　图10-92　天风姤耳位

【主治】中风后遗症、脑鸣等。

45.泽地萃

【卦名】萃的意思就是聚合、集聚、会合、吸收、吸取、聚众。

【卦意】上喜悦下柔顺，愉快而顺从，象征安居乐业；上为泽水，下为土地，水往下渗透，滋润万物，上下交感，象征万物荟萃聚集。上兑下坤，泽水和坤土都是往下的，能够感应。内心柔顺、厚道，就是真正的喜悦、快乐。

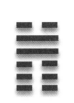 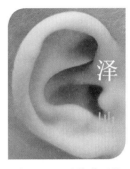

图10-93　泽地萃　　图10-94　泽地萃耳位

【象思维】上兑下坤。泽出地上，地上有坑洼、水溏、沟渠、井口。其象可为"母女情深"，"沼泽地"，"腹部手术伤"，"疝气"（腹部有缺口）等。

【主治】口唇疾病、便秘等。

46.地风升

【卦名】升的意思就是上升、晋升、升高、到达等。

【卦意】上下卦都是柔顺，故上升的过程顺利。上坤下巽，坤土下降，巽风上升，互相感应。地下长出树木，时刻都在生长，不断上升。内外均顺，有利上升。

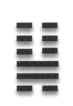 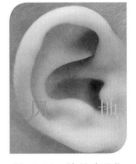

【象思维】上坤下巽。木生于地中，长而益高；上升，不下来，破土而出。其象可为"地下刮风"，"植物发芽破土而出"，"长高"等。

图10-95　地风升　　图10-96　地风升耳位

【主治】低血压、低血糖、肩周炎、脱发、脱肛、胃下垂、子宫下垂、疝气、面瘫等。

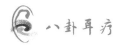

47.泽水困

【卦名】困的意思就是穷困、困难、危机、进退两难。

【卦意】上为兑为坑，下为坎为陷，陷入坑中，当然是被穷困。上兑下坎，泽水和坎水都是水，能够感应。上面坑坑洼洼，下面阴暗有险，一不小心就会被"困住"。还可以看作：水在坑里流不出去而被困住。拟人来看就是：内心阴险狡猾，表面却说说笑笑，即口甜心苦。

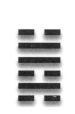 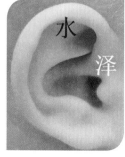

图10-97 泽水困　图10-98 泽水困耳位

【象思维】上兑下坎。坎在兑下，河泽无水。其象可为"黑白分明"，"祸从口出"，"呼吸道有病"，"少女生殖泌尿系统有病"。

【主治】肾虚、肺虚咳喘等。

48.水风井

【卦名】井的意思就是小水之源，有滋养生命的能力，但力量有限。

【卦意】一是指井水是养命之源，且取之不尽；二是井中取水辛苦劳累，且有功败垂成、徒劳无功的可能。上坎下巽，花草树木长在水里，要长出来是非常艰难的。

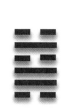 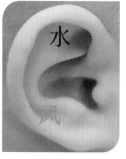

【象思维】上坎下巽。木入水出，提井水之象。其象可为"风风雨雨"，"风湿骨病"，"耳边风"，"耳鸣"等。

图10-99 水风井　图10-100 水风井耳位

【主治】风湿骨病等。

49.泽火革

【卦名】革的意思就是变革、改革、创新、革新、不守旧、革命。

【卦意】外为喜悦，内为明智。明智而喜悦当然能够亨通。下为火，上为泽水，火给水加温，水吸收火的热能而蒸发成水汽，这就是变革。上为泽水，下为离火，是"既济"之象，能够感应。但水、火要平衡，水过大则火被灭，火过大则水被蒸干。

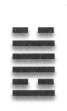 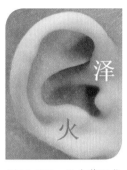

图10-101　泽火革　图10-102　泽火革耳位

【象思维】上兑下离。兑为泽为水为开口锅，离火煮水。其象可为"喜出望外"，"说空话"，"三心二意"，"呼吸道有炎症"等。

【主治】心肺疾病、肺气虚寒、鼻炎、头面部疾病等。

50.火风鼎

【卦名】鼎的意思就亨通，立新，鼎立，问鼎夺冠，鼎鼎有名。

【卦意】外为火，内为巽、为花草蔬菜，蔬菜在鼎中烹饪，以养人民。外为明，内为顺，柔顺而明智，必然能够亨通。上为火，下为风，火借风势，越发明亮。上离下巽，离火和巽风都是上升的，能够

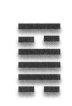 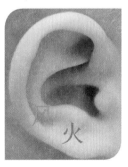

图10-103　火风鼎　图10-104　火风鼎耳位

感应。心中柔顺、谦逊待人又十分明智，当然是顶（鼎）好的。

【象思维】上离下巽。木助火旺，烹饪食物。其象可为"风风火火"，"火借风势，风助火威"，"胆囊炎"，"面部中风"等。

【主治】胆怯、肩周炎及股骨风寒痹证等。

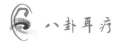

51.震为雷

【卦名】震的意思就是震动、震惊、好动、急速、积极、勇气等。

【卦意】大的动作、震怒（像雷鸣似的）、大的行动。上下为震，象征大的震动，大的雷声，大的恐惧，故要戒备。

【象思维】上震下震八纯卦。重雷交叠，相与往来，雷声震动，震惊鸣叫。其象可为"打雷"，"春雷"，"噪音"，"森林"，"多动症"，"抽筋"等。

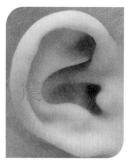

图10-105 震卦　图10-106 震卦耳位

【主治】肝胆疾病、肠道疾病、筋骨疾病、肝郁气滞等。

52.艮为山

【卦名】艮的意思既是停止，也是开始，不动，静止，克制，沉稳、稳定，止其所欲，重担等。

【卦意】重重高山，稳重静止不动。艮卦阳已经上升到极点，所以要停止。阳极必阴，阴极必阳，故又有开始的意思。

【象思维】上艮下艮八纯卦。艮卦，山外有山，山相连。其象可为"大山"，"石块"，"乳房"，"肿瘤"，"增生"，"凸起的一切东西"等。

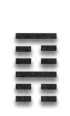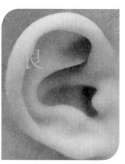

图10-107 艮卦　图10-108 艮卦耳位

【主治】青春痘、痤疮、风疹、肿瘤、结石、脾胃疾病、手足关节疾病等。

53.风山渐

【卦名】渐的意思就是渐渐、前进、有序、逐渐等。

【卦意】上为巽为风为木，下为艮为山为止，风遇山而止；木在石山上缓慢生长，都有慢慢前进之意。上巽下艮，巽风上升，艮土下降，不能感应。上为树木花草，下为山石，树木花草在石山上能长得快吗？它们只能慢慢地生长。

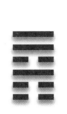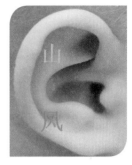

图10-109　风山渐　图10-110　风山渐耳位

【象思维】上巽下艮。山上草木渐长于山，草木积而成山包草堆。其象可为"山上刮风"，"山上种了花草树木"，"胆结石"，"四肢风湿"，"渐冻症"（动渐渐停止）等。

【主治】四肢风痛、中风后遗症、消化系统疾病等。

54.雷泽归妹

【卦名】归妹的意思就是女人出嫁、归宿、归家、回归等。

【卦意】雷雨相互追逐，能够感应。内为喜悦，外为想动，喜悦的想法和行动，是有利的；内为缺外为动，即缺少行动或者说行动受阻（金克木），从这个角度来说又是不利的。

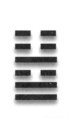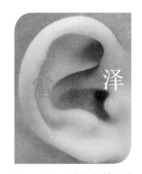

图10-111　雷泽归妹　图10-112　雷泽归妹耳位

【象思维】上震下兑。泽上雷鸣，雷鸣水动，喻男女心动相爱而成眷属。其象可为"雷声大雨点小"，"女孩出嫁"（归宿），"边跳舞边唱歌"，"脚溃烂、流血、流脓"（震为足）等。

【主治】带状疱疹、肝肾阴虚、月经不调等。

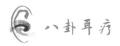

55.雷火丰

【卦名】丰的意思就是盛大、丰盛、硕果等。

【卦意】外为动，内为明。心明而动，其结果必然是亨通、丰盛的。上震下离，电闪雷鸣，相互追逐，能够感应。上为长男，下为中女，长男爱中女，中女想长男，阴阳交感。

 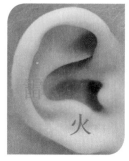

图10-113　雷火丰　　图10-114　雷火丰耳位

【象思维】上震下离。雷电交作，光明而动。其象可为"电闪雷鸣"，"暴跳如雷"，"大动肝火"，"血压飙升"，"腿足发炎"，"心跳过速"等。

【主治】低血压、肝血亏虚、心阳不足、眼目昏花等。

56.火山旅

【卦名】旅的意思就是旅行、外出、不安定等。

【卦意】人旅行于外，与他人不相识，缺少照应，颠沛流离，故心里不安。上离下艮，火烟上升，土气下降，不能感应。艮为实诚，火为明智，实诚而又明智，是不会有错的。外为明内为止，光明被拒之于门外等。

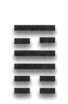 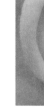

图10-115　火山旅　　图10-116　火山旅耳位

【象思维】上离下艮。石山上有火，势不长久。其象可为"高山起火"，"日照高山"，"火温四肢肌肉"，"艾灸脾胃"等。

【主治】脾胃虚寒、风寒感冒、风湿关节炎、腰背寒凝血瘀等。

57.巽为风

【卦名】巽的意思就是顺从、进入、谦逊、柔顺。

【卦意】巽为顺、为风、为入。表现为能够柔顺地进入事物之中，做到无孔不入，传输信息等。

【象思维】上巽下巽八纯卦。"柔而又柔，前风往而后风复兴，相随不息。"其象可为"刮风"，"移动的"，"风和日丽"，"风邪"等。

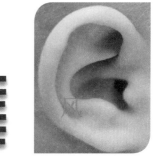

图10-117　巽卦　　图10-118　巽卦耳位

【主治】肝胆疾病、坐骨神经痛、风湿痹证等。

58.兑为泽

【卦名】兑的意思就是喜悦、快乐、口若悬河等。

【卦意】上下是兑，大的喜悦；泽中之水滋润万物，使万物喜悦；但上下为兑，好像两个人在说话，也可以看作是两个人在吵嘴，故有口舌之嫌等。

【象思维】上兑下兑八纯卦。其象可为"沼泽地"，"坑坑洼洼"，"外面、里面有缺口、破损的"，"快乐喜悦"，"能言善辩"等。

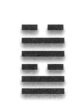
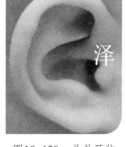

图10-119　兑卦　　图10-120　兑卦耳位

【主治】呼吸系统疾病、皮肤疾病等。

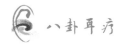
59.风水涣

【卦名】涣的意思就是涣散、离散、疏散。

【卦意】上为风,下为水。风吹水就散发了;又可象征喜悦使郁闷涣散。上巽下坎,风向上吹,水往下流,不能感应。

【象思维】上巽下坎。木漂于水,水面起风,船行于水上。其象可为"水上漂着小木船","风风雨雨","长女有病","风湿骨病","顺风耳"等。

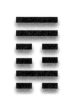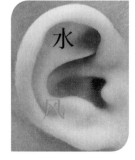

图10-121 风水涣 图10-122 风水涣耳位

【主治】风湿骨病、耳聋、耳鸣、偏头痛、抑郁症等。

60.水泽节

【卦名】节的意思就是节俭、制约、停止等。

【卦意】上为水,下为泽。水入泽中,若过多就会溢出,故要节制;外为坎为险,内为兑为悦,明知外面有险,当然要节制。上坎下兑,泽水和坎水都是水,能够感应。外为险内又有缺,是不祥之兆。

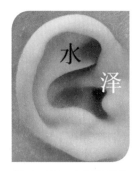

图10-123 水泽节 图10-124 水泽节耳位

【象思维】上坎下兑。河泽水满,仍需节制节约用水,停止奢侈。其象可为"缺水、缺钱","黑白分明","呼吸系统疾病","水润肺燥","伤口流脓水"等。

【主治】肺热咳嗽、肺燥便秘等。

61.风泽中孚

【卦名】中孚的意思就是心中诚信、信守中道、胸有成竹等。

【卦意】上为巽为柔顺、谦逊，下为兑为喜悦。喜悦而又柔顺、谦逊的人当然心中诚信，有明智之意。

 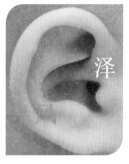

图10-125　风泽中孚　图10-126　风泽中孚耳位

【象思维】上巽下兑，为大离卦象。外刚内柔，外实内虚，喻心中诚信，是立身处事的根本。其象可为"姐妹说知心话"，"风吹水面"，"胆囊炎"，"风寒感冒"等。

【主治】风寒感冒等。

62.雷山小过

【卦名】小过的意思就是小有所过、过度、小事等。

【卦意】山上有雷，雷声虽大但被山阻隔，雷声减弱，即为"小过"。小过本有亨通的含义，但必须守持正道，且只适用于日常小事，而不适用于天下大事，所以小有过度时，莫好高骛远，应当务实，才会大吉大利。

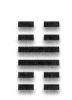 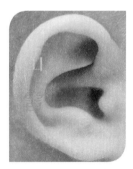

图10-127　雷山小过　图10-128　雷山小过耳位

【象思维】上震下艮，为大坎卦象，山大雷小。其象可为"登山运动"，"高山霹雷"，"石山上长树"，"肝硬化"，"肝癌"，"乳腺增生"，"胃痉挛"（肝主筋）等。

【主治】腰背腿足疾病、乳腺增生等。

63.水火既济

【卦名】既济是已经成功的意思，但既济之极，险体在上，需思患预防。

【卦意】六个爻都"中正"，本是好事，但过于完整，反而易僵化，象征着一切最美好的事物，反而隐藏着危机。上为水，下为火。

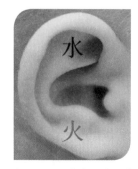

图10-129　水火既济　图10-130　水火既济耳位

水往下流，火向上烧，水吸收火的能量而增温，即水火交感相融，上坎下离，男女正配，互相交感，故为既济。但毕竟火上有水，水能灭火，故还是存在危机。

【象思维】上坎下离。既济卦，坎水在上，离火在下，水火相交，二气相感，大功告成。其象可为"时冷时热"，"烧开水"，"黑心肠"，"心脏疾病"，"眼睛疾病"，"中耳炎"，"肾炎"等。

【主治】失眠多梦、上热下寒、心肾不交等。

64.火水未济

【卦名】未济是"未完成"的意思，但不等于不能完成，而是暂时的未完成，还是充满着希望！

【卦意】象征事物的变化正在酝酿中，使未来产生希望，是在成功与未成功的边缘，还不能判断到底是吉是凶。上为

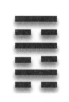
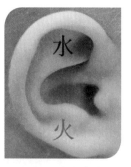

图10-131　火水未济　图10-132　火水未济耳位

火，下为水。火向上燃烧，水往下流，背道而驰，无法交感，故象征未完成。

【象思维】上离下坎。火在水上，二气不相交，表示事情尚未成功，事不利，没有终结，永无终止。其象可为"海上红日"，"弃暗投明"，"心脏积液"等。

【备注】尽量不用。

第十一章 临床常见病的治疗

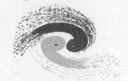

　　学以致用、活学活用是八卦耳疗的特点之一。治疗疾病，思维不应固化，尤其是易医思维，往往患者前来就诊，症状不止一个，综合辨证、叠加效应才能做到精准取卦。"理为常理，法无定法"！

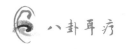

八卦耳疗

一、颈椎病

【概述】

颈椎病又称颈椎综合征，是颈椎骨关节炎、增生性颈椎炎、颈神经根综合征、颈椎间盘脱出症的总称，是一种以退行性病理改变为基础的疾患。主要由于颈椎长期劳损、骨质增生，或椎间盘脱出、韧带增厚，致使颈椎脊髓、神经根或椎动脉受压，出现一系列功能障碍的临床综合征。表现为椎节失稳、松动，髓核突出或脱出，骨刺形成，韧带肥厚和继发的椎管狭窄等，刺激或压迫了邻近的神经根、脊髓、椎动脉及颈部交感神经等组织，引起一系列症状和体征。

【病因病机】

颈椎病属中医"痹证""项强""眩晕""痿证"等范畴。王冰说："肝气养筋，肝衰致筋不能动；肾气养骨，肾衰则形体疲极。"肝肾阴虚则筋脉骨失养，失养则筋骨懈坠，关节活动不灵活。颈项上接头颅，下连躯体，是人身的枢要部位，肾与膀胱相表里，肾气虚则膀胱经气不足，风寒外袭项部受之，则头项强痛。肝肾阴虚，阴不敛阳，虚阳上扰或风阳内动则头晕目眩。脾气虚则清阳不升，生血无力则脑失所养，气虚则运血无力，瘀血阻络，血不能荣于头目；脾为生痰之源，痰湿中阻，清阳不振，则头晕目眩。

【治疗主方】

坎、震、离、坤。

【易医思维浅释】

1. 水火既济

坎卦与离卦，坎为肾，主骨生髓通脑；离为心，主血脉，洛书为头，包括了颈项部，且离为火，能温经散寒。

2. 巽、离、坤

右肩、头、左肩的洛书位，针对整个肩颈的疼痛不适。巽为胆主筋；离为心主血脉；坤为脾主四肢肌肉，既能治疗寒凝瘀滞所导致的肩颈疼痛，亦能治

106

疗痰湿中阻，清阳不升所致的头晕目眩，"诸痉项强，皆属于湿"。

3. 山泽通气

"通则不痛，痛则不通"，此为通之大法，能治一切痛证。艮卦有止疼痛之意，兑为肺，主治节，朝百脉。

4. 循经而取

如患者颈椎椎骨疼痛，可选取乾卦；如膀胱经疼痛，可选取坤卦中的申位或坎卦。

5. 地雷复

复卦有恢复、复位之意。肝肾同源，此卦筋、骨、肉同调。

二、肩周炎

【概述】

肩周炎又称肩关节周围炎，俗称寒凝肩、五十肩，是以肩部逐渐产生疼痛、夜间为甚、肩关节活动功能受限而且日益加重为主要表现的肩关节囊及其周围韧带、肌腱和滑囊的慢性特异性炎症。本病的好发年龄在 50 岁左右，女性发病率略高于男性，多见于体力劳动者。如得不到有效的治疗，有可能严重影响肩关节的功能活动。肩关节可有广泛压痛，并向颈部及肘部放射，还可出现不同程度的三角肌的萎缩。

【病因病机】

肩周炎中医称之为漏肩风、锁肩风、肩凝症等，将肩周炎的一系列症状归纳为痹证的范畴，故又有肩痹、肩胛周痹等病名。在《素问·痹论》中有骨痹、筋痹、脉痹、皮痹等分类，认为其病因与风寒湿有关。在《灵枢·贼风》中首次提出其发病与外伤关系密切，认为伤后恶血停聚于肌肉筋骨之间，气血运行不畅，易受风寒湿邪侵犯，恶血与外邪侵袭则发为痹证。在隋唐时期，又进一步认识到其发病与劳伤气血不足有关。如《诸病源候论》载："此由体虚，腠理开，风邪在于筋故也……邪客机关，则使筋挛，邪客足太阳之络，令人肩背拘急……"

现代中医临床总结古人经验，认为其发病与气血不足、外感风寒湿及闪挫劳伤有关。若年老体虚肝肾精亏，气血不足则筋失所养，血虚生痛，日久则筋

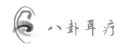

骨衰颓，筋脉拘急而不用。若老年营卫虚弱，复因久居湿地，风雨露宿，夜寐露肩当风，以致风寒湿邪客于血脉筋肉，血行不畅而脉络拘急疼痛，寒湿之邪淫溢于筋肉则屈而不能伸，痿而不用。若外伤筋骨或劳累过度，筋脉受损，瘀血内阻，脉络不通，不通则痛，日久筋脉失养，拘急不用。

【治疗主方】

巽、离、坤。

【易医思维浅释】

1. 巽、离、坤

肩周炎常伴有一侧或双侧的颈椎疼痛，此组合为肩颈的洛书位，既调病位，又调病根。肝胆表里，主筋，能活血化瘀；心主血脉，为火，能温经散寒；坤为脾，主化生气血，主四肢肌肉，能祛湿化痰。

2. 山泽通气 + 巽/坤

疼痛主要病因是不通或不荣，此组卦既有疏通作用，亦有调理脾胃、化生气血、濡养四肢肌肉的作用。加上靶向位置，百发百中。

3. 地风升

升有升高、升举之意，尤其对于肩周炎抬举不利效果较佳。

三、腰腿痛

【概述】

以腰部和腿部疼痛为主要症状，轻者表现为腰痛，重者除腰痛之外，还向腿部放射疼痛，出现侧弯。腰腿痛主要是由椎间盘突出、骨质增生、骨质疏松、腰肌劳损、风湿类风湿性关节炎等炎症、肿瘤、先天发育异常等诱发因素诱发。长期体力劳动或长期久坐人群多发。

【病因病机】

分为内伤、外感与跌仆挫伤。筋脉痹阻，腰府失养；内伤多责之于禀赋不足，肾亏腰府失养；外感为风、寒、湿、热诸邪痹阻经脉，或劳力扭伤，气滞血瘀，经脉不通而致腰痛。腰为肾之府，欲肾之精气所溉，肾与膀胱相表里，足太阳经过之，此外，任、督、冲、带诸脉，亦布其间，所以腰痛病变与肾脏及诸经脉相关。

【治疗主方】

坎、艮、震、乾。

【易医思维浅释】

1. 乾、坎、艮

乾为脊椎骨，与肝别通；坎为肾主骨生髓，与膀胱相表里；艮为止，与心包别通，能消炎镇痛。此方还适用于椎间盘突出，因为包含了六十四卦组合"天山遁"。

2. 坤、兑 / 乾、坎

补肾组合，针对肾虚引起的腰腿疼痛。

3. 雷水解

解有解除、缓解、松解之意，肝肾同调。

四、膝关节炎

【概述】

膝关节炎是一种以退行性病理改变为基础的疾患。多见于中老年人群，其症状多表现为膝盖红肿痛、上下楼梯痛、坐起立行时膝部酸痛不适等。也会有患者表现肿胀、弹响、积液等，如不及时治疗，则会引起关节畸形，甚至残废。

【病因病机】

中医对本病有其独特的认识，根据病因病机及临床表现，膝关节炎属于痹证中的骨痹、痛痹、痿痹、腰腿痛的痹证范畴。中医认为气血亏虚、营卫不和、肝肾亏虚、脾胃虚损是其致病的主要内因，风寒、湿热、劳损、外伤是其致病的外在条件。经络气血瘀结、痰瘀互结是本病的主要病机，正虚卫外不固，感受外邪，风、寒、湿之邪侵袭人体，痹阻膝部经络，气血运行不畅，痰瘀互结，致膝关节周围筋骨、关节、肌肉等处发生疼痛、重着、酸楚、麻木或关节屈伸不利、僵硬、肿大、变形等症状。

【治疗主方】

坎、艮、坤、兑。

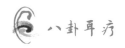

【易医思维浅释】

1. 水火既济 + 兑

坎为肾主骨，与肝同源，肝主筋，膝为筋之府。离为心，主血脉，既能祛湿散寒，亦能消炎镇痛（董氏奇穴理论认为治疗心脏病的穴位亦能治疗膝盖痛，如心膝穴、心门穴、内关，验之临床，确有奇效）。肺主治节，我们把它取象为"关节"，一年有四季，人有四肢；一年有十二个月，人体有十二个大关节。所以说，人法天地而生，法四时而成，人和天地是相应的。尤其因节气变化引起的关节病变都要考虑"兑卦"。

2. 水火既济 + 巽

巽为风，此组合主要针对风湿性关节炎。在生活中，有些人会遇到这样一种疼痛：一会儿出现在这里，一会儿出现在那里，或者这边好了，那边又出来，像是跟你在"捉迷藏"，医学上称之为"游走性疼痛"。风善动不居，易行而无定处，所以，凡是游走性疼痛都应该加上"巽卦"，且需离火温之，方能祛风散寒。

3. 水火既济 + 坤

《素问·至真要大论》说："诸湿肿满，皆属于脾。"言脾虚不能主导运化功能而出现腹部胀满，水湿停留而出现四肢及面部浮肿等症。凡膝盖肿痛的皆应考虑"坤卦"。

4. 山天大畜

两卦洛书为腿足，取大畜的卦意，为双腿蓄积大大的能量，"正气内存，邪不可干"。

五、头痛

【概述】

头痛是临床常见症状之一，中医从经络学的角度将头痛分为：阳明头痛，少阳头痛，太阳头痛，巅顶痛等。

【病因病机】

头痛的病因可分为外感和内伤两大类。外感头痛多因感受风、寒、湿、热等外邪，而以风邪为主；内伤头痛主要与肝、脾、肾三脏有关。此外，外伤跌仆，久病入络，气滞血瘀，脉络瘀阻，亦可导致头痛。

病理变化为六淫之邪外袭，上犯巅顶，邪气稽留，阻遏清阳，气血不畅，而致头痛。因于肝者，一因情志所伤，肝失疏泄，郁而化火，上扰清空，而为头痛；一因火盛伤阴，肝失濡养，或肾水不足，水不涵木，导致肝肾阴亏，肝阳上亢，而致头痛。因于肾者，多由禀赋不足，肾精久亏，脑髓空虚而致头痛；亦可阴损及阳，肾阳衰微，清阳不展，而为头痛。因于脾者，多系饥饱劳倦，或病后、产后体虚，脾胃虚弱，生化不足，或失血之后，营血亏虚，不能上荣于脑髓脉络，而致头痛；或饮食不节，嗜食肥甘，脾失健运，痰湿内生，上蒙清空，阻遏清阳而头痛。

【治疗主方】

震、离、坤、乾。

【易医思维浅释】

1. 震、离、坤

震为肝，主藏血，精血同源，脑肾相济，故肝血充盛则脑髓充盈，肝血亏虚则髓海不足而变生诸症。离为心，心主神明，脑为元神之腑，亦为洛书之头部。坤为脾，气血生化之源，亦能祛湿化痰。三卦组合而成"健脾组合"。

2. 循经而取

如阳明头痛可择取艮卦、坤卦；少阳头痛可择取震卦、巽卦。以此类推。

3. 雷风相薄 + 乾

雷风相薄主要作用是疏肝解郁、活血化瘀，此组卦尤其适用于长期熬夜、烟酒过度、情志压力等导致的头痛，落卦在乾卦。

4. 天火同人

乾外八卦为头，离洛书为头，一寒一热，一阴一阳，上下交融谓之平衡。

六、感冒

【概述】

感冒，分为普通感冒和流行感冒。普通感冒，中医称"伤风"，多发于初冬，但其他季节，如春天、夏天也可发生。流行性感冒，是由流感病毒引起的急性呼吸道传染病。病毒存在于病人的呼吸道中，在病人咳嗽、打喷嚏时经飞

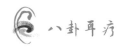

沫传染给别人。

【病因病机】

以风为首的六淫病邪或时邪病毒，侵袭人体的途径或从口鼻而入，或从皮毛而入。因风性轻扬，《素问·太阴阳明论》说："伤于风者上先受之"，肺为脏腑之华盖，其位最高，开窍于鼻，职司呼吸，外主皮毛，其性娇气，不耐邪侵，故外邪从口鼻、皮毛入侵，肺卫首当其冲。感冒的病位在肺，其基本病机是外邪影响肺卫功能失调，导致卫表不和，肺失宣肃，尤以卫表不和为主要方面。卫表不和，故见恶寒、发热、头痛、身痛、全身不适等症；肺失宣肃，故见鼻塞、流涕、喷嚏、喉痒、咽痛等症。

由于四时六气不同，人体素质之差异，在临床上有风寒、风热和暑热等的不同证候，在病程中还可见寒与热的转化或错杂。感受时行病毒者，病邪从表入里，传变迅速，病情急且重。

【治疗主方】

艮、巽、离、兑。

【易医思维浅释】

1. 山泽通气 + 巽

艮为山，为鼻子，为阳明经，能充养营卫，调和气血；兑为肺、气管、咽喉、口腔等呼吸系统，能肃降肺气、宣肺止咳、清热利咽。两者组合为"山泽通气"亦有土生金之意，是通之大法，能加强肺的肃降宣散功能。巽卦为风，无论风寒、风热感冒均可取之，能疏风解表、清热解毒、祛风止痒等。

2. 四正位

体虚感冒是以反复发作、缠绵难愈为特点的临床常见疾病，主要见于体弱之小儿和妇女、老人，以及患有慢性呼吸道疾病的患者。《黄帝内经》说："正气存内，邪不可干"，"精神内守，病安从来"。对于此种情况，无须特别针对病灶，而是以调补全身为主。

3. 巳午未

感冒初期为太阳病证，利用太阳欲解时来治疗，亦可取象是一年或一日当中最温暖的时辰，太阳暖暖地照在身上，微微汗出，病自解。

七、发热

【概述】

发热是指人的体温超过正常值37℃的现象，俗称"发烧"。发热是人体抵抗感染的机制之一，发热本身不是疾病，是多种疾病的一种共同表现。

【病因病机】

发热主要由情志、饮食、劳倦等内伤原因致使脏腑气血阴阳失调而产生。若由于脏腑气血阴阳偏虚而产生多称为虚热、虚火，为虚证。若由于气机郁结、瘀血停滞、饮食积滞、湿热阻滞等引起的发热则多为实证或虚实夹杂证。

【治疗主方】

离、坤、兑、坎。

【易医思维浅释】

1. 离、坤、兑

从易医的角度说就是"太过则泻之"，热的本位在离位，坤土能泻离火，兑金主肃降，且发热的患者多伴有呼吸系统的症状，落卦在兑。

2. 山泽通气＋乾

主要针对饮食积滞所导致的发热，食积郁久会化热，肠胃积滞产生的热会往上、往外发散则出现发热。所以，此种发热，一般无鼻塞、流涕等外感症状，但常伴有咽喉肿痛。山为胃，主消化；泽为肺，为口，与大肠相表里；乾为大肠，为头，节气为立冬，能肃降头部的热。

3. 水天需

乾外八卦为头，为立冬之头，对于高热患者，取象"冰敷"。乾虽为寒象，但乾为纯阳之卦，能通调督脉，无须担心降热太过。

八、泄泻

【概述】

泄泻是指排便增多、粪质稀薄或完谷不化，甚至泻出如水而言。古代以大便溏薄而势缓者为泄，大便清稀如水而直下者为泻，现在统称为泄泻。本病一年四季皆可发生，以夏秋两季为多见。发病主要因于湿邪壅盛，脾胃功能失调

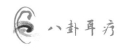

而致清浊不分，水谷混杂，并走大肠而致。

【病因病机】

六淫伤人，脾胃失调，但其中以湿为主，而常兼夹寒、热、暑等病邪。脾恶湿喜燥，湿邪最易伤脾，故有"无湿不成泄"之说。凡食之过饱，宿食内停，过食生冷，寒食交阻，过食肥厚，湿热内蕴，或误食不洁之物，伤及肠胃，运化失常者；脾胃素虚，复因郁怒忧思，肝郁不达，肝气横逆乘脾，脾胃受制，运化失司者；久病及肾，或年老体弱，或肾阳不振，命门火衰，阳气不足，脾失温煦，不能腐熟水谷等，均能导致泄泻。

【治疗主方】

坤、艮、乾、离。

【易医思维浅释】

1. 坤、艮、乾

坤为脾，主运化水谷精微和水湿，主升清；艮为胃，主受纳腐熟水谷，主通降。脾升胃降，脾湿胃燥，两脏燥湿相济，阴阳相合。乾为大肠，泄泻的本位，且与肝别通，因情志导致的肝脾不和型泄泻亦可取之。

2. 离、乾

如单纯感受寒邪或过食生冷所导致的泄泻，可用离火温之。

3. 地天泰

坤为纯阴之卦，主任脉；乾为纯阳之卦，主督脉。相当于人体的周天循环，坤土生乾金，金亦生水，亦可补益肺肾之气，阴阳和合为之平衡。

九、便秘

【概述】

便秘即大便秘结，又称大便难、大便不通、大便秘涩，是大便秘结不通，排便时间延长，或欲大便而艰涩不畅的一种病证。

【病因病机】

内因：饮食不节、情志失调、年老体弱。外因：感受外邪。燥热内结于肠胃者，属热秘；气机郁滞者，属气秘；气血阴阳亏虚者，为虚秘；阴寒积滞者，为冷秘或寒秘。四者之中，又以虚实为纲，热秘、气秘、冷秘属实，阴阳气血不足之便秘属虚。而寒、热、虚、实之间，常又相互兼杂或互相转换。

【治疗主方】

乾、兑、艮、震。

【易医思维浅释】

1. 山泽通气＋乾

便秘本就为不通之象，通之大法尤为合适，山泽通气为土生金之意，再加上靶位乾卦，能量、通道、目标全有了。冷秘加离，热秘加坎。

2. 雷风相薄

情志失调所致肝木乘脾土的，以疏肝解郁为主。雷为肝，疏泄情志，与大肠别通，且雷为动象，便秘了就意味着肠蠕动减慢了、静止了，那就让它动起来；巽为胆，贮藏和排泄胆汁，帮助饮食消化。

3. 四隅位

能调整个消化系统的运转，化生气血，濡养周身。主要针对气血阴阳亏虚所致便秘。

十、失眠

【概述】

失眠其实是一种主观的体验，一般睡眠时间短、睡眠质量差、入睡困难等情况都属于失眠，而经常失眠的人会对正常的生活和工作造成很大的影响。经常失眠的人首先出现的就是精神差的症状，随着失眠时间的延长，失眠的患者会逐渐出现记忆力下降、注意力不集中、健忘、心悸、血压升高、腹胀、腹泻、头痛、腰痛、脾气暴躁、免疫功能低下等情况，严重的还会引起抑郁症、焦虑症等精神类的疾病。

【病因病机】

失眠的病因病机较复杂，多由情志所伤，肝气郁结，思虑太过，损伤心脾，心血暗耗，心神不安而不寐；或饮食不节脾胃受损，宿食停滞，壅遏于中，胃气失和，阳气浮越于外而卧寐不安；或年迈久病血虚，产后失血等，引起心血不足，心失所养，心神不安而不寐；或禀赋不足，心虚胆怯，素体阴盛，兼因房劳过度，肾阴耗伤，不能上奉于心，水火不济，心火独亢而不

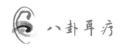

寐等。

【治疗主方】

震、离、坤、坎。

【易医思维浅释】

1. 水火既济

即所谓心肾相交，肾水能牵制住妄动的虚火，使心神内收，阳入于阴；肾主精，精血同源同时能够上济心血，心血足则阴能敛阳。

2. 雷风相薄

雷风相薄：雷为肝，风为胆，主要针对肝气郁结、胆气上逆所致的不适，对肝失疏泄所致的失眠尤为合适。

3. 巳酉丑

此为三合局的金局，加强金主肃降之功效，主要针对"日不落"之象——毫无困意的患者。

4. 坤、艮

坤为脾，艮为胃，组合成六十四卦的"地山谦"，主要针对因脾胃失和所致的失眠，《素问·逆调论》曰："胃不和则卧不安"。

十一、耳鸣耳聋

【概述】

耳鸣是指病人自觉耳内鸣响，如闻蝉声，或如潮声。耳聋是指不同程度的听觉减退，甚至消失。耳鸣可伴有耳聋，耳聋亦可由耳鸣发展而来。

【病因病机】

耳鸣、耳聋均与肾有密切关系，正如《灵枢·脉度》所说："肾气通于耳，肾和则耳能闻五音矣"。本病的病位虽在肾，但与肝脾又有密切关系。老年人随增龄而素体亏损，或病后精血衰少，或恣情纵欲，均可导致肾精耗伤。耳为肾之外窍，为十二经脉所灌注，内通于脑。若肾精不足，或脾胃虚弱，气血生化之源不足，则髓海空虚，不能奉荣于耳；或脾阳不振，清气不升，湿浊上蒙，耳窍失聪，均可发为耳鸣、耳聋。而听力减退突然加重者，又常与风、火、痰、瘀有关，表现为本虚标实之证。

【治疗主方】

坎、震、巽、坤。

【易医思维浅释】

1.补肾组合

肾开窍于耳，耳为十二经宗脉之所注，内通于脑，脑为髓海，肾精充沛，髓海得濡则听觉正常。

2.水火既济+巽

坎为肾主耳；离洛书为头，包含了五官，亦与肾为同名经，与胆别通；巽为胆，手足少阳之经脉均绕行于耳之前后，此谓多重叠加效应。

3.四正位

四正位调全身，相当于"十全大补丸"，适用于久病、气血亏虚、肝肾不足等所致的虚性耳鸣。

4.山泽通气+雷风相薄

山泽通气，疏通耳内郁堵之象：艮为胃，与脾相表里，祛痰清窍；泽为兑，为口，耳孔亦是口，兑卦刚好与十二地支酉时重叠，标本兼治。雷风相薄疏泄肝胆之火，调节情志，肝肾同源之理也。

十二、高血压

【概述】

高血压是指以体循环动脉血压增高为主要特征（收缩压≥140毫米汞柱，舒张压≥90毫米汞柱），可伴有心、脑、肾等器官的功能或器质性损害的临床综合征。高血压是最常见的慢性病，也是心脑血管病最主要的危险因素。正常人的血压随内外环境变化在一定范围内波动。不同患者高血压管理的目标不同，医生面对患者时在参考标准的基础上，应根据其具体情况判断该患者最合适的血压范围，采取针对性的治疗措施。

【病因病机】

高血压中医称为眩晕，是由于情志、饮食内伤、体虚久病、失血劳倦及外伤、手术等病因，引起风、火、痰、瘀上扰清窍或精亏血少、清窍失养为基本病机，以头晕、眼花及血压升高为主要临床表现的一类病证。高血压为临床常

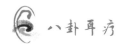

见病证，多见于中老年人，亦可发于青年人。本病可反复发作，妨碍正常工作及生活，严重者可发展为中风、厥证或脱证而危及生命。临床上用中医中药防治高血压，对控制该病的发生、发展具有较好疗效。中医学虽然没有高血压这一病名，但文献中对其病因、发病机理、症状和防治方法早有记载，如《黄帝内经》记载："诸风掉眩，皆属于肝"，"肾虚则头重高摇，髓海不足则脑转耳鸣"，认为本病的眩晕与肝肾有关。《千金方》指出："肝厥头痛，肝火厥逆，上亢头脑也"，"其痛必至巅顶，以肝之脉与督脉会于巅故也，肝厥头痛必多眩晕"，认为头痛、眩晕是肝火厥逆所致。《丹溪心法》说："无痰不眩，无火不晕。"认为痰与火是引起本病的另一种原因。这些都说明了中医学对高血压早有认识。

【治疗主方】

坎、震、离、坤。

【易医思维浅释】

1. 离、坤、乾

离卦为高血压之本位；"太过则泻之"，坤土泻离火，且最佳治疗时间是在下午 13 ～ 15 点，顺天道下降之理，选取坤卦之未时；乾卦洛书为头，能醒脑开窍，降逆虚火，且与肝别通。

2. 水火既济

坎水能起到滋水涵木的作用，适用于肾阴亏损而肝阴不足，以及肝阳偏亢之证，运用滋肾阴来牵制肝阳；落卦在离，病的本位，水火相互制约而平衡。

3. 雷风相薄

疏肝理气，活血化瘀，主要针对因情志所生的高血压。

4. 水雷屯

针对阴不敛阳，肝阳上亢所致高血压。

十三、糖尿病

【概述】

糖尿病是一组以高血糖为特征的代谢性疾病。高血糖则是由于胰岛素分泌缺陷或其生物作用受损，或两者兼有引起。糖尿病时长期存在的高血糖，导致各种组织，特别是眼、肾、心脏、血管、神经的慢性损害、功能障碍。近年来随着生活水平的提高患病人数呈递增趋势。

【病因病机】

《黄帝内经》提出消渴病发生与体质因素、过食肥甘、情志因素、药石所伤、外感邪毒等有关，并提出"阴气不足，阳气有余""血脉不行，转而为热，热则消肌肤，故为消瘅"的病机学说；《金匮要略》则在重视胃热的同时，提出肾虚消渴、厥阴消渴。《医学心悟·三消》篇曰："治上消者宜润其肺，兼清其胃"，"治中消者宜清其胃，兼滋其肾"，"治下消者宜滋其肾，兼补其肺"。这些都成为古今医家认识糖尿病病因病机的基础。

【治疗主方】

坤、艮、坎、兑。

【易医思维浅释】

1. 坤、兑、坎

补肾组合，健脾清胃，培土生金，金能生水，水能润金，先后天之本同调，标本兼治。

2. 水山蹇

取象"用水来浇灌炽热的胃火"，适用于多饮、多食的患者。

十四、面瘫

【概述】

面瘫症状，是以面部表情肌群运动功能障碍为主要特征的一种常见病，一般症状是口眼歪斜，是一种常见病、多发病，不受年龄限制。患者往往连最基本的抬眉、闭眼、鼓嘴等动作都无法完成。

【病因病机】

面瘫病因有外感内伤之分。外感者风、寒、暑、湿、火等，以风、寒为主。内伤者伤于七情、饮食、劳逸，终致气虚、血虚、痰郁、内热、瘀血等。当实邪客于面部经络，致气血痹阻，经筋功能失调，筋肉失于约束，则出现口眼歪斜。

【治疗主方】

震、巽、离、坤。

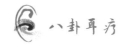

【易医思维浅释】

1.巽、离、坤

巽为风，面瘫乃中风之证；离为火，为心，其华在面，不仅是面瘫本位，还具温经散寒之功；坤为脾，主肌肉，面部肌肉懈怠无力，调理脾胃则能使清阳上升滋养颈项头面。

2.坎、震、离

此为升阳组合。坎为肾，乃先天之本，水火之脏，内藏元阴元阳，为元气之根本，生命之门户，肾藏精通脑；肝藏血行血，"诸风掉眩皆属于肝"；心主血脉为火，其华在面。坎、震、离三卦落卦在离，病之本位，有潜阳息风、解痉止痛、引火归元之功。

3.地风升 + 风火家人

取象提升面部肌肉、加大火力温经散寒。

第十二章

精选案例

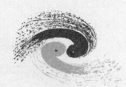

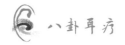

案例一

患者，女，5岁。

主诉：嘴唇长泡两日，食热则痛甚。

施治：地火明夷。

易医思维：离为火，既为炎症本位，亦能消炎镇痛，洛书为头，包含头面口唇；坤为脾，开窍于口，亦能清泄离火。

疗效：贴后立消。

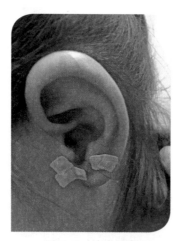

图12-1　地火明夷

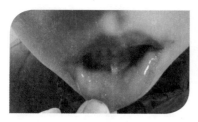

图12-2　治疗前

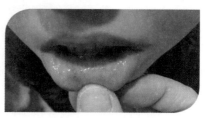

图12-3　治疗后

案例二

患者，女，37 岁。

主诉：第三胸椎骨疼痛多日，每晚 9 点后加重。

施治：乾卦。

易医思维：椎骨在易医范畴应归属乾卦，且乾卦的亥位正是患者发作时辰，一箭双雕。

疗效：当晚反馈，背整晚热乎，没有发作。

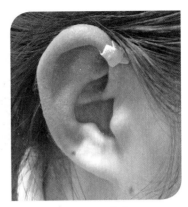

图12-4　乾卦

案例三

患者，女，6 岁。

主诉：右肋骨痛半日。

施治：震卦。

易医思维：按照洛书全息，右胁肋部就是震卦。

疗效：立解。

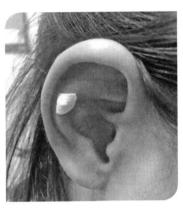

图12-5　震卦

案例四

患者，男，37 岁。

主诉：脚背痛风 2 日。

施治：山泽通气＋水火既济。

易医思维：痛风的患者不一定都会有红、肿、胀、痛的表现，只有痛风结石堵塞了才会，所以以疏通为主。取象艮为山石、为止，兑为肺，主治节；水火既济既消炎又补肾。

疗效：第二日反馈，红肿已消失。

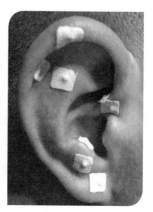

图12-6　山泽通气+水火既济

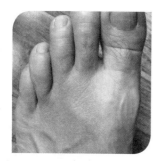

图12-7　治疗前

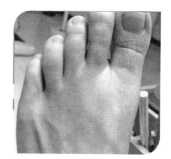

图12-8　治疗后

案例五

患者，女，28岁。

主诉：痛经多年。

施治：火地晋。

易医思维：痛经，小腹有寒，寒凝血瘀导致不通，不通则痛。临床最简便舒适的方法就是艾灸，易医取象离、坤，就似"艾灸小腹"，大道至简。

疗效：立解。

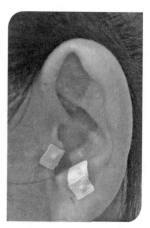

图12-9　火地晋

案例六

患者，女，31岁。

主诉：咽喉肿痛、干咳一周。

施治：水泽节。

易医思维：肿痛为热证、干咳为少津，患者喜冷饮，按照易医思维，在患处加点凉水即可。坎为冬至寒水，与心为同名经，既能补水又能消炎；兑为肺、食道、咽喉，泽亦为水。

疗效：当时顿觉咽喉有唾液涌出，肿痛减轻，第二日反馈咳嗽无。

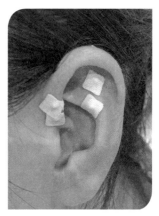

图12-10　水泽节

案例七

患者，女，75岁。

主诉：5年内中风两次，手脚不利。

施治：风山渐+山天大畜。

易医思维：中风为"风证"范畴，易医里归属巽卦。取风山渐卦意，让其渐渐恢复健康。山天大畜取其卦意蓄积能量（久病必虚）。同时还形成了一个风天小畜卦，正好是"头部中风"之象。

疗效：当即走路感觉腿有力，迈步稳健，大呼神奇。

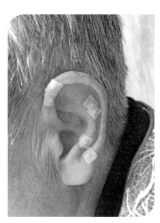

图12-11　风山渐+山天大畜

案例八

患者，女，33 岁。

主诉：腕关节炎，不能使力 2 年余。

施治：天山遁。

易医思维：患处为三焦经所过，十二地支亥时在乾卦内，乾为刚健、为骨，艮为手，二者合而为遁卦，即让手关节炎消失之意。

疗效：立解。

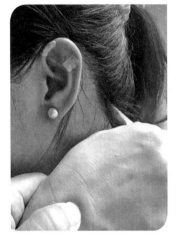

图12-12　天山遁

后　记

　　源于一个共同的梦想和大爱的情怀，一群有情有义的人，包括我和李慧医师，我们相聚在"最美的生命义诊队"，正在用一辈子做一件有意义、有价值的事情，即传承简便廉效的医术，传播到最需要它们的地方，让更多人享有健康自疗权。

　　古人云："为人父母者不知医，谓不慈；为人子女者不知医，谓不孝。"意思是：为人父母，要学习并懂得一些医学生活常识，照顾并呵护好孩子的身心，让其健康成长，这样可以称为慈父慈母。为人子女呢，也要懂一些医学常识，关心父母身体，对父母身体情况要有所了解，了解他们所承受的病痛并帮助他们减轻或解决痛苦，安乐生活，这样称为孝道之一。

　　医圣张仲景《伤寒杂病论·原序》中有云："上以疗君亲之疾，下以救贫贱之厄，中以保身长全。"意思是：（学会医术）首先可以给父母长辈们治病（使他们健康长寿）；其次，（我们可以利用所学的医术来）救助那些穷苦的人们（使他们免受疾病的灾难）；最后，努力钻研医术，我们还可以参悟到养生之道，保持我们身体的健康状态。

　　所以把简便廉效的医术传播给更多家庭，是一件非常有意义、有价值的事情。

　　那么何为简便廉效的医术呢？我们"最美的生命义诊队"，经过多年在偏远地区义诊的实践经验，对此有自己的认知：

　　简，即学习简单，操作简单，后续维护也简单。

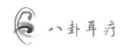

便，是实施医疗所需的工具，需要方便携带，比如 2017 年到西藏芒康义诊时，我们要长途跋涉 17 个小时，很多地方都没有路，更不要谈带大型的机械和检测设备。如果脱离了这些大型设备就无法施行的医术，我们是无法应用的。

廉，是成本低廉，这个成本不仅是术前、术中，还包括术后的自我维护，都必须是低成本的。比如我们每年义诊，所选择的针灸方法需控制在单日单人 8 针以内就能解决病痛，而那些用针量巨大的针灸方法，我们是不会选择的。再比如我们八卦耳疗，它所需要的王不留行耳贴，600 粒才 5 元，每人三天贴一次，每次以不超过 20 粒计，可以贴 30 人次，平均每人次的治疗所需物料成本在 1 毛 6 分钱以内。

效，我们对义诊队友医术的要求，痛证必须当场见效，并且让患者满意，而内科类慢性疾病也至少让患者感觉有起色，有信心，愿意继续治疗。八卦耳疗，在云南义诊的一个月里，无论是肩痛无法上举，还是腰腿痛不能弯腰下蹲，或是肝气不舒、情绪抑郁的内科病患者，都在治疗过程中当场露出了满意的笑脸。

八卦耳疗，是我们"最美的生命义诊队"具备简便廉效这四大特征的医术之一。

每年出去义诊，由于高原反应和长途跋涉，义诊队里强壮的医生总有一两个会晕车呕吐，自从在义诊队内部普及了八卦耳疗后，我们再也没有晕车和高反的情况发生了。

后续我们义诊队还会整理和出版更多对偏远地区、缺医少药的家庭有帮助的医术，感谢中国中医药出版社的马勤编辑，让我们的梦想迈出了这关键第一步。愿《八卦耳疗》这本书，能造福更多家庭，能帮助更多医护人员。祝福全天下的人，都健康快乐吉祥每一天。

"最美的生命义诊队"医生组长

任之堂九针传媒负责人

利乐根源中医研究院院长 　　　　刘晓伟

东方国学研究院副院长

2020 年 4 月 30 日

主要参考文献

1. 齐永 . 易医解密 . 第二版 . 郑州：河南科学技术出版社 .2017

2. 葛钦甫 . 易道·针道 . 第三版 . 香港：华夏文化出版社 .2018

3. 黄丽春 . 耳穴治疗学 . 第二版 . 北京：科学技术文献出版社 .2017

4. 高望 . 干支耳位疗法 . 微信讲录 .2019

5. 马悟修 . 六爻八卦全息论 . 第一版 . 北京：中国广播电视出版社 .2014

6. 贾向前 . 易医妙用 . 第一版 . 太原：山西科学技术出版社 .1993

7. 何少初 . 神奇三学 易·道·医 . 第一版 . 北京：中国中医药出版社 .2017

8. 郑红峰 . 周易全书 . 第一版 . 北京：光明日报出版社 .2016

9. 潘毅 . 寻回中医失落的元神 . 广州：广东科技出版社 .2013